腰痛はガンでなければ怖くない

井尻整形外科院長
井尻慎一郎

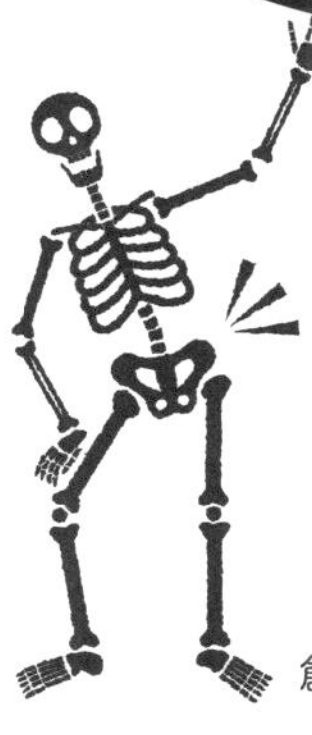

創元社

装画・本文カット＝石田尊司
装幀＝鷺草デザイン事務所
本文組版＝寺村隆史

腰痛はガンでなければ怖くない　目次

序章　私の腰痛30年史……13

あふれる腰痛本　13／腰痛になったのは30歳の頃　14／40歳を過ぎてすべり症が　15／硬膜外ブロック注射などで仕事を継続　16／手術を受けようと決断した54歳　18／親友の整形外科医に手術を依頼　20／術後12日で診療再開　21／半年後にはゴルフも　22／術後2年は注意が必要　23／腰痛に不安を感じすぎる日本人　25

第1章　ガンでなければひと安心……29

その後の私　29／私の「肩こり」が嘘のように消えたわけ　30／「腰痛は怖い」のか？　31／腰痛が人間に起こりやすいワケ　32／脊髄神経まで守っている腰椎　33／障害を補う働き　34／完治を無理に目指さない　35／本当に心配すべきは悪性の病気と感染　37／この本での腰痛の分類　38／急性と慢性を分けることが大切　39

第2章 重大な腰痛、見逃してはいけない腰痛……43

腰の痛みがどんどん悪化するとき 43／脊椎の骨に生じる悪性の病気 44／複数の診療科受診の必要性 45／MRI検査によるガン発見のケース 46／感染性脊椎炎について 48／化膿性脊椎炎について 49／見逃しやすい結核性脊椎炎（カリエス） 50／整形外科以外の他の科の病気による腰痛 52／とにかくガンを見逃さない 55

第3章 急性・慢性腰痛に共通する大事な考え方……57

痛みは体の異常を知らせる有益なサイン 57／関節・筋肉痛と神経痛の違い 58／痛みの原因部分と痛む部位が異なることがある 59／痛みを感じない方が怖い 59／不意に動かず、少し間をおいて動き始める 60／動ける範囲で日常生活を続ける 61／背伸び体操、あくび体操 62／少しずつストレッチ 63／朝痛いのはむしろ当たり前 64／すぐに消える痛みは心配しない 65／急性炎症を火事にたとえると 65／腰痛は冷やすより温めた方がよい 67／お風呂でかえって腰

痛を起こすことがある 68
／痛みの感受性度合を知っておく 69
／集中時に忘れる腰痛は気にしない 70
／多少のしびれは無視しよう 70
／30歳を越えれば自分は中古車だと考える 71
／誰でも背中が曲がってくる 73
／状況にあわせた工夫が大事 74
／腰痛には恐怖と不安が強いことが多い 75
／思いこみによる腰痛 76
／原因不明の「非特異的腰痛」とは 77
／ポジティブさ＋多少の努力 78
／納得した後に自信と勇気を持つ 80
／完治という目標はストレスになりやすい 81
／一度はレントゲン検査を受けてみる 81
／柔らかい組織を調べるのに適したMRI検査 82
／寝返りはとても大切な運動 83
／畳に布団よりもベッドの方が腰にやさしい 84
／普段から気をつけたい予防の姿勢 85
／体操は腰痛の予防と治療に不可欠 88
／決定的に正しい腰痛体操はない 88
／一番よい運動は30分ほどのウォーキング 91
／泳ぐならクロールか背泳ぎで 92
／リハビリと運動療法 93
／痛い方向へ動かすのがリハビリ 94
／リハビリには旬がある 96
／ほぐす、鍛える、動く範囲を増やす体操 97
／上半身は下半身より弱い 102
／体操のキーワードは「気楽に」 103
／薬は病気を治す有力な道具 104
／日本独自の発展を遂げた湿布薬 105
／生活の質を高める手術 106
／レーザーによる手術の適否 107
／執刀医の良し悪しは整形外科医に聞け 108
／最後は自分で納得する 109

長編コラム 労働と腰痛について 111
労働による腰痛の原因 111／職場での環境改善 112／労働形態の違いごとの注意点 114／いつでもどこでも簡単に 125

第4章 急性腰痛——捻挫や骨折などのケガが原因の腰痛 127

ケガが原因の腰痛にはまず予防 127／ぎっくり腰、ドイツでは「魔女の一撃」 128／私のぎっくり腰予防法 129／長時間の前かがみは危険 130／足首同様、腰にも捻挫がある 131／ケガの痛みは心配しすぎない 132／圧迫骨折はまず痛みを軽くさせよう 133／ちょっとでもすぐ動かす 134／コツはゆっくりした動作 135／痛みが減ってさえいれば順調と考える 136／急性腰痛は初めから温める 137／湿布薬の正しい知識 137／痛みが強ければ注射も有効 138／コルセットも痛ければ着け、徐々に外す 139／治ったら再発を恐れない 139

第5章 急性腰痛──炎症や姿勢や疲労が原因の腰痛……141

炎症とは何か 141／腰の関節や筋肉が急に炎症を起こすことはある 142／原因を深く追求しすぎない 143／ケガには炎症も生じる 143／筋肉の疲労による腰痛の仕組み 144／肩こりに似ている治療法 146／同じ姿勢を続ける危険 147／現代病としての姿勢性腰痛 148／同じ姿勢を続けないこと 148／急性の炎症は治せる 149／急性腰痛による炎症でも長く続くことがある 150／治療に過度な安静は不要 151／少しずつ動いていく 152／楽な体操やストレッチで腰をほぐす 152／急性腰痛での手術は滅多にない 154

第6章 慢性腰痛──ストレスやウツなどの心因性の要素が少ないとき……157

はじめに 157／腰痛が原因で寝たきりにはまずならない 158／寒い地方で腰痛が多いというデータはない 159／病名がはっきり分からなくても心配しない 159／消炎鎮痛剤の上手な使い方 160／私の消炎鎮痛剤服用歴 161／私の慢性腰痛でも分かる腰痛の複雑さ 161／膝痛ならば病名はひとつが多い 162／慢性は薬でも痛みが

治まらない場合が多い　163／ずばりと診断しにくい慢性腰痛　164／完治はしないと前向きにあきらめる　164／痛くないときがあれば自信を持つ　166／脳が痛みのエピソードを記憶する　166／腰は車のエンジンに似ている　167／腰は免震機能も担っている　168／自分で勝手に診断するのは危険　169／骨粗鬆症への危惧の弱さは保険制度のせい？　170／骨粗鬆症による圧迫骨折の痛みによく効く注射薬　172／腰痛に絶対正しい姿勢や歩き方はない　173／便利なコルセットも着けすぎは禁物　174／手術をした方がよいとき、しない方がよいとき　174／原因がはっきりしないときは手術をしない　176／手術の上手な整形外科医は主治医に聞く　176／手術でも多少の鈍痛は残る　177／手術半分、リハビリ半分　178／手術後も体操や姿勢の注意は続ける　179／術後の安静期間やコルセットの着用指示はきっちり守る　180／じっとしすぎないのが一番の再発予防　181

第7章　慢性腰痛――ストレスやウツなどの心因性の要素が多いとき……183

幻の痛みを感じる脳　183／昔から知られてはいた脳の過剰反応　184／脳の「思いこみ」をリセットする　185／素直な人は治りやすい　187／頑固な人は治りにく

い　188／整形外科と心療内科のリエゾン療法　189／できないことでくよくよするな　190／大きなストレスを少しずつ減らしていく　190

第8章
神経痛がある場合の診断と治療と考え方……193
腰痛と神経痛を分けて考える理由　193／神経痛は圧迫だけでは生じないこともある　194／炎症をしずめれば痛みは消える　195／坐骨神経痛の症状と治療　196／動かずに痛むときは神経痛の可能性が大　197／ヘルニアによらない坐骨神経痛の場合　198／ステロイドの使用は医師の裁量　199／神経痛には神経痛の薬を上手に使う　200／しびれには慣れるのがよい　202／神経痛と手術　202／手術してもしびれは多少残るもの　203

おわりに……205

参考文献　207

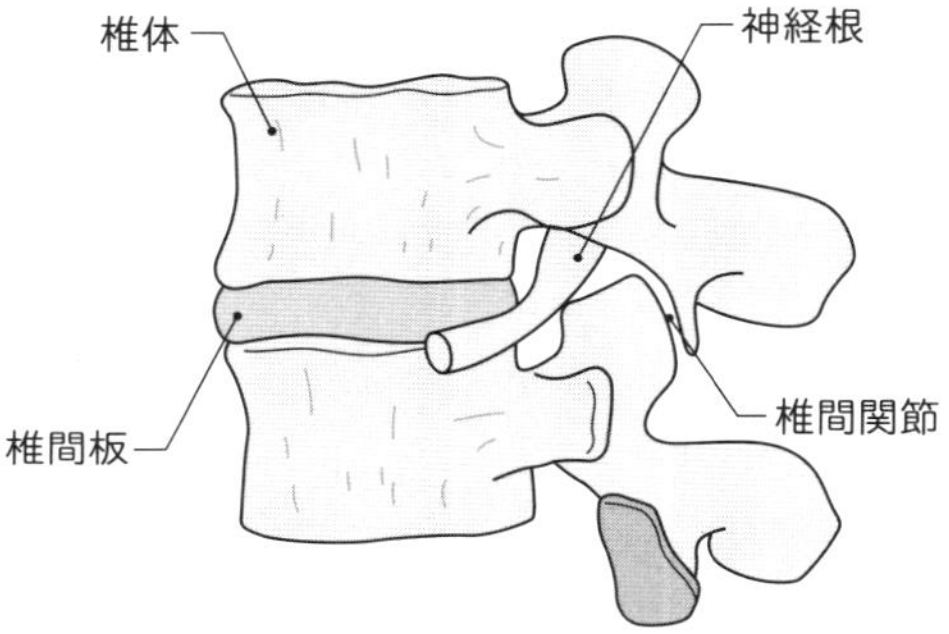

腰椎側面

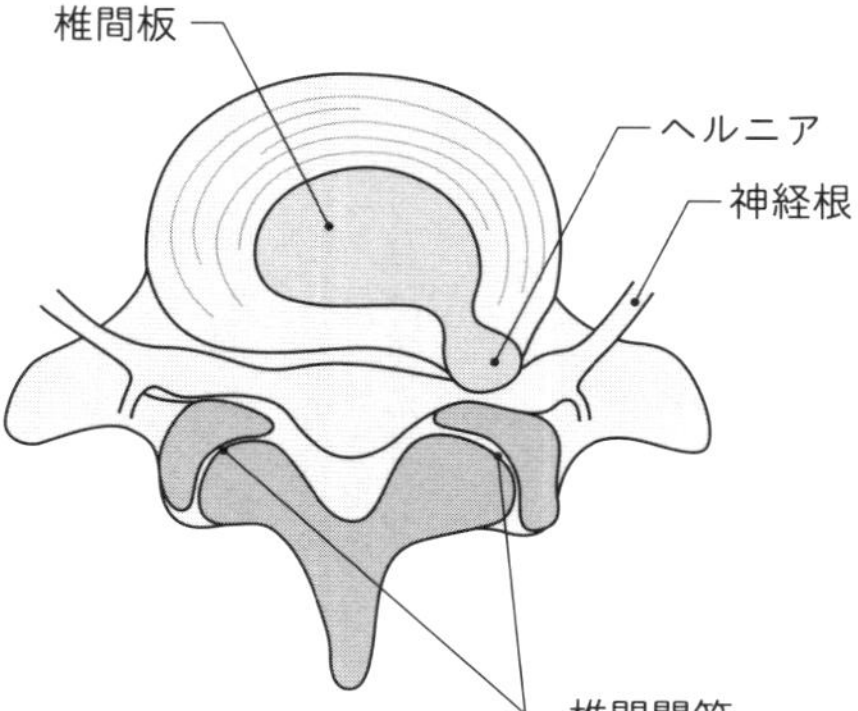

腰椎横断面

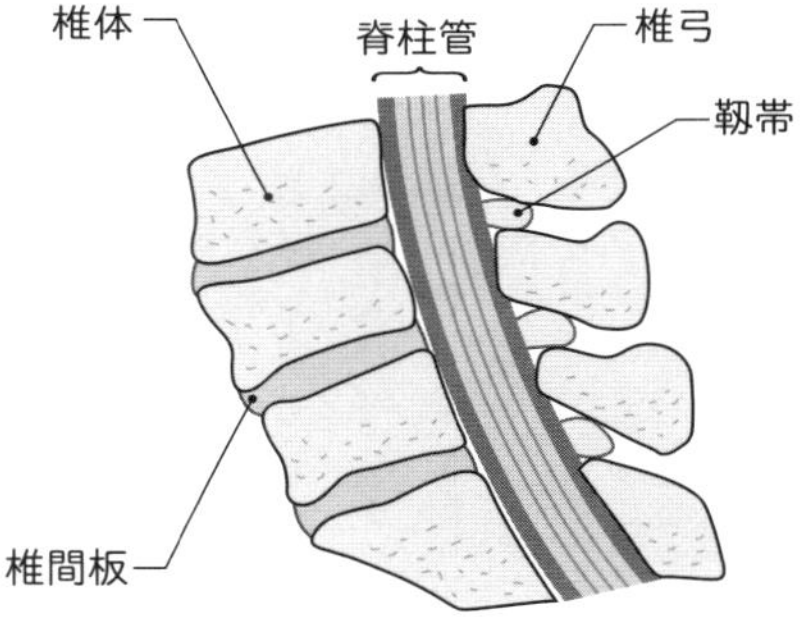

正常な脊柱管

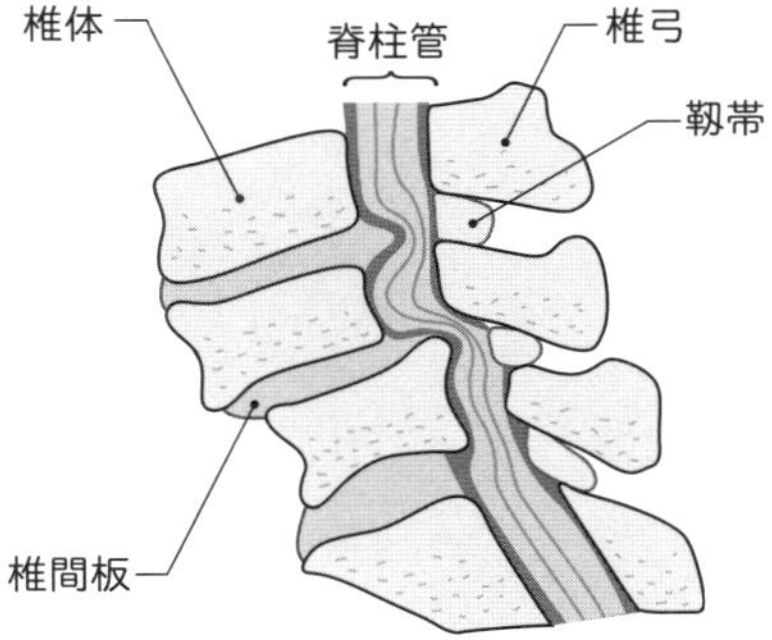

脊柱管狭窄症の状態

凡例

一、本書の性格上、細かい説明を省略した病名・症状などについては、井尻慎一郎著『痛いところから分かる骨・関節・神経の逆引診断事典』（創元社）を参照してください。

一、「坐骨神経痛」や「頚椎」など、病名や組織名は原則として、『整形外科用語集 第七版』（南江堂）にならいました。

一、整形外科では、「下肢」「脚」「足」を使い分け、「足」は足関節より先の部分を意味しますが、本書では、原則として、太ももからつま先までの範囲を示す、一般的な意味で「足」を用いています。ただし、「下肢痛」などの、相当程度に日常化した専門用語を用いている箇所もあります。

序章　私の腰痛30年史

あふれる腰痛本

日本人のじつに4人に一人が悩むといわれる腰痛。平成25年度の国民生活基礎調査でも、男性では自覚症状のトップを女性でも2位を腰痛が占めています。それだけに腰痛に関する情報は、世の中にあふれかえっています。インターネットで検索すれば、大量の治療法や経験談がヒットしますし、書店に行けば、「必ず治る！」に似た扇情的《せんじょうてき》なタイトルのついた本がたくさん並んでいて、いったいどれを信じたらいいのか分からないほどです。

レントゲン検査一つにしても、検査は受けた方がよい、あるいは受けなくてもよい、と正反対の意見や指導があり、判断に迷うのが当たり前です。

なぜ、そうなるのでしょうか。

じつは、腰痛はさまざまな要素と原因が重なって起こることが多いのです。

そのために、痛みのメカニズムが簡単には説明できず、治療法や対症法にも大きな混乱を招いているのでしょう。

それゆえに、「ほとんどの人が腰痛から解放されます!!」などと唱える本は、あまり信用せず、用心しながら接したほうが得策です。

本書を読むことで、腰痛で困っている、あるいは腰痛に対して不安を抱いている方が、少しでも腰痛に対する考え方や見方が変わって、気持ちが楽になったり、違った対処の仕方ができるようになれば、とても嬉《うれ》しく思います。

腰痛になったのは30歳の頃

私は平成27年現在58歳の整形外科医です。

さまざまな整形分野の中でも、特に腰痛に関心があり、よく勉強もし、治療も手術もしてきました。

そしてまた同時に、30歳の頃から腰痛持ちでもありました。

時々、腰に痛みを感じるようになったのは、私が医師になってまだ6年目の、30歳頃です。明治の大砲といわれる、右へそり返るスウィングで下手なゴルフをしていたのが一つの原因かもしれません。

レントゲン検査をしても背骨には異常がありません。腰椎《ようつい》の後ろ側に左右一対ある椎間《ついかん》関節というところが、時々炎症を起こすのだと考えていました。湿布をするほどでもなく、放っておけば1〜2日で治まっていました。

30歳半ば頃からは、右の足のしびれと痛みが時々起こるようになりました。坐骨《ざこつ》神経痛かなと思い、レントゲン検査とMRI検査をしたところ、小さな椎間板《ついかんばん》ヘルニアが見つかり、これが下肢痛《かしつう》の原因と考えました。痛みは数日で治まるので、このようなものだと放置していたのです。

40歳を過ぎてすべり症が

40歳を越えた頃から、腰痛や下肢痛をきたす頻度が多くなり、レントゲン検査では第5番目の腰椎が前方へずれるすべり症が見られました。MRI検査では、その部分の神経の通り道である脊柱管《せきちゅうかん》がやや狭くなる、すなわち狭窄《きょうさく》しています。左の下肢痛も時々生じるようになりましたが、神経を元気にするビタミンB12だけを服用しながら、仕事もゴルフも普通にこなしていました。

45歳頃には、通勤電車の中でじっと立っていることがつらくなるようになりました。また、階段を上ると両方のふくらはぎが重だるく感じます。そのため、ボルタレンSRという消炎鎮痛剤を朝1錠だけ毎日飲むようにしました。ゴルフの時だけは、昼休みにもう1錠追加します。休みの日は飲まなくても平気でした。ビタミンB12に加えて、神経の血流をよくする薬も服用し始めました。

レントゲン検査では、第5番目の腰椎のすべりが以前より大きくなっていました。両方の足がしびれて、人の目につかないところで丸くしゃがんでしまい、しばらくしてまた歩き出すという間欠性跛行《かんけつせいはこう》も時々起こるようになりました。

硬膜外ブロック注射などで仕事を継続

MRI検査では、すべっている部分の脊柱管の面積が正常部分の半分くらいになっています。椎間板ヘルニアというより、すでに腰椎すべり症と脊柱管狭窄症《きょうさくしょう》になっていました。

個人クリニックを開業して、外来でも数多くの患者さんに硬膜外ブロック注射をしていた私ですが、さすがに自分には注射できないので、友人の整形外科医の勤める病院に受診し、5回ほど硬膜外ブロックをしてもらったこともあります。

ブロックをするとしばらくは腰痛も下肢痛も減るのですが、やはりまた再発してきます。でも、ボルタレンを朝1錠飲むだけで、足のしびれは残るものの痛みを忘れて仕事ができるので、このようなものだと思って仕事をしていました。

50歳を越える頃になると、レントゲン検査で、すべり症がますますひどくなり、さらにその部分の腰椎がぐらぐらになっている不安定性脊椎症《せきついしょう》も生じていることが分かりました。

さすがにこの頃になると、足の動きが悪くなる運動麻痺《まひ》が起これば手術を受けよう、と考えていました。ゴルフもへっぴり腰になり、腰を回さずボールを飛ばさないように手打ちで打ってしまっていました。それでも仕事は普通にこなせましたし、別に不安に思うこともありませんでした。ボルタレンはあいかわらず毎日1錠か2錠飲んで、腰痛が強いときは湿布を貼って別段悩むこともありませんでした。

手術を受けようと決断した54歳

それは、平成23年の秋も深まる11月頃のことでした。54歳になった私は、ゴルフの時に、自分が右足を引きずっていることに気づきました。その時は、ふくらはぎの筋肉痛だろうと放置していましたが、12月の初旬になると、電車の座席にじっと座っているだけで、腰が痛く右足がしびれてつりそうな感じになり、駅に降り立ったときに、右足と左足でつま先立ちできるかどうか試してみました。

すると、右足でつま先立ちしようとしても、ひょこっとかかとが着いてしまうのです。その時に右足の筋肉の麻痺があることに始めて気づきました。足を引きずる原因は筋力の低下であり、つまり運動麻痺を生じていたのでした。

痛みやしびれのような知覚麻痺は、我慢できるならばそのままにして、私は意識の外に無視してきました。しかし、運動麻痺を生じると、なるべく早く手術をした方がその後の運動麻痺の回復が早くなります。麻痺がひどくなれば、膀胱《ぼうこう》直腸障害という、排尿や排便に支障をきたして、手術をしても回復しない確率が高くなります。

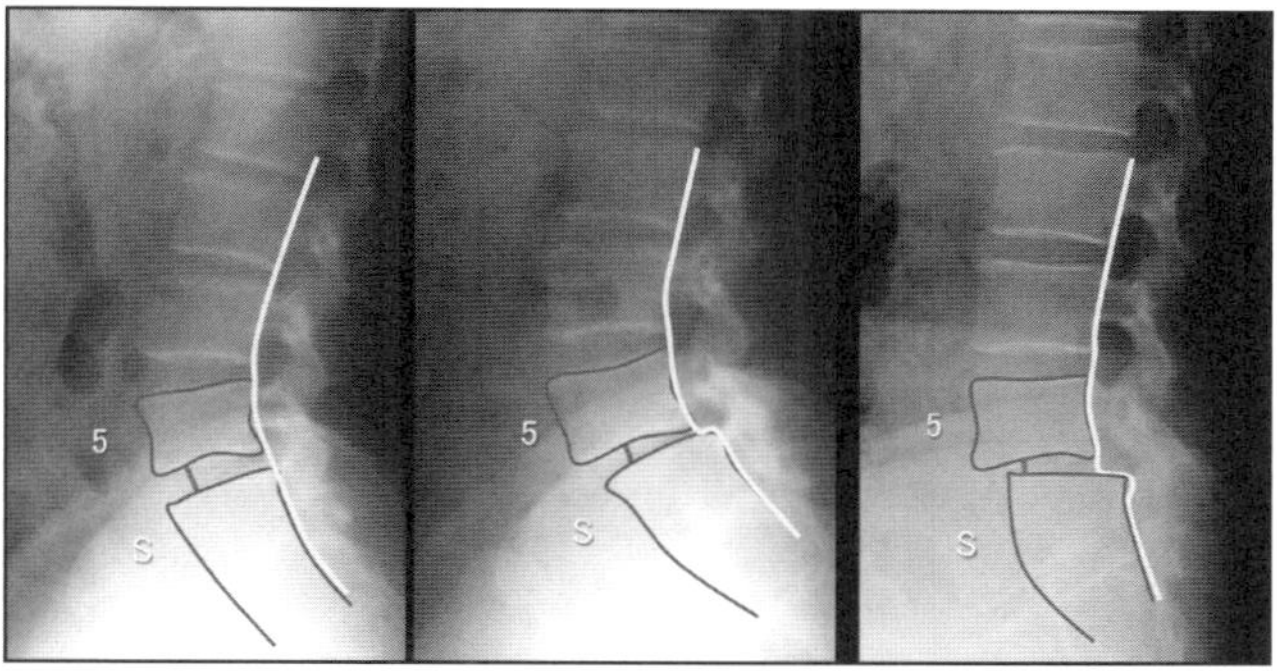

44歳時　48歳時　54歳時

年齢とともに徐々に第５腰椎と仙椎（S）の間が狭くなり、第５腰椎が前方にすべって、腰部脊柱管狭窄症及びぐらぐらな状態になっている。

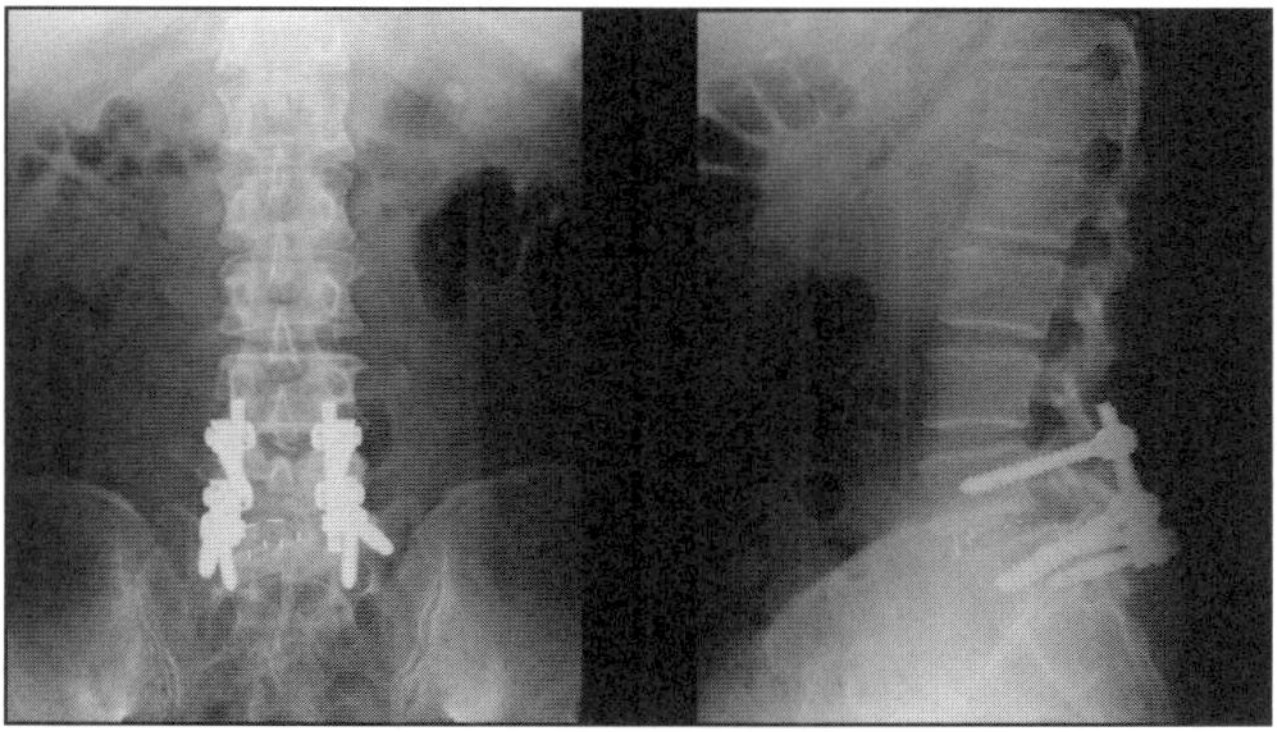

手術後、足の筋力低下も治り、しびれは少し残っているが、まったく普通の生活をしている（58歳時のレントゲン写真）。

親友の整形外科医に手術を依頼

私は、駅の喧噪《けんそう》を離れたところに移動して、すぐさま親友の整形外科医で、京都市にある相馬病院脊椎外科部長の池永稔氏に携帯で電話しました。以前から彼と一緒に定期的に脊椎の講演をしたりして、いつか手術をするときは頼むね、と話をしていたのです。池永氏は、前任の京都市立病院や国立病院機構京都医療センターの部長時代から脊椎の手術で有名な整形外科医です。

1時間ほどの電話の間に、12月中旬に1泊2日の入院で検査を行い、12月28日の私のクリニックの午後診まで診療し、翌29日朝一番に相馬病院に入院して午後から手術を受けることまで決定しました。

多くの腰椎手術をしてきた私は、術中に脊柱管の後ろの骨や靭帯《じんたい》を切除して解放すると、それまで狭いところに縮んでいた神経を包む硬膜のチューブが徐々に広がっていくのを見る度に、この患者さんの足の痛みやしびれは、術前よりもましになるだろうな、と充実感を覚えていたので、自分の神経も解放されると思ったら、手術が待ち遠しいくらいでした。

手術は全身麻酔で行い、2時間ほどで無事に終わりました。術直後は腰部に強い痛みがありましたが、翌日からは腰痛も下肢痛も減っています。ゼロではないですが、少なくなっています。

皮膚の傷の痛みや切った筋肉の痛みは、手術をすれば当然あると思っていたので、処方されている鎮痛剤を適当に飲みながら無視していました。

術後3日目からは、硬性コルセットを着用して、歩行器で院内を歩き回るようにしました。右のつま先立ちも少し弱いながらできるようになっています。足の痛みはほとんどないのですがしびれは両足に少しは感じます。

術後12日で診療再開

手術が無事に済んだという解放感と嬉《うれ》しさで、日中はひたすら病院内を歩き、つま先立ちの筋力トレーニングを行い、術後10日で退院しました。

クリニックの正月休みを利用したので、3日間、後輩に外来を代診してもらっただけでクリニックを閉めずに済みました。

成人の日の連休後、術後12日目の1月10日から硬性コルセットを着けたまま仕事を開始しました。手術で腰椎の脊柱管の狭いところの後ろの骨を削り、削った骨を前方の椎体《ついたい》の間に骨移植してあります。グラグラの上下の椎体を固定しないと神経麻痺が再発する危険があり、骨の切除に固定術を併用しています。さらに金属で固定していますが、金属は早くベッドから立ち上がるための一時的なもので、移植した骨片《こっぺん》により上下の椎体がしっかり癒合《ゆごう》するまでは硬性コルセットを離せません。

池永氏に腰をあまり曲げたら移植した骨がずれるかもしれない、と言われていたので6カ月間は狭い風呂で腰を曲げないように風呂には入らず立ったままでシャワーだけを使っていました。

半年後にはゴルフも

クリニックでは、さすがにコルセットが丸見えでは患者さんがぎょっとするので、上から薄いニットのベストを着て診療を続けました。コルセットを面倒くさがる患者さんには、自分がコルセットを着けていることを見せられるので、一石二鳥です。

5カ月間は硬性コルセットを寝るとき以外きっちりと着けて過ごしました。仕事は普通に行い、もちろんゴルフはしません。この間、心配性の私は、毎週1回自分のクリニックでレントゲン検査をして、移植した骨がずれていないかを自分で調べていました。レントゲンによるX線の被曝はCTに比べれば少ないので気にせず毎週撮影し続けました。

5カ月後に池永氏の許可をもらって硬性コルセットをやめ、軟性コルセットを1カ月だけ着け、6カ月目からコルセットは外して、アプローチ練習くらいのゴルフを再開しました。右足の筋力麻痺は完全に回復しています。

しかし両足のしびれは少し残っていましたが、腰椎の手術後に足の痛みや麻痺がとれてもしびれが残ることは普通なので、特に気にしませんでした。手術前に多かった足のこむら返りは手術後も時々生じましたが、こむら返りに効く漢方薬の芍薬甘草湯《しゃくやくかんぞうとう》を飲んで治《なお》していました。

術後2年は注意が必要

勤務医時代に腰椎の手術もたくさんしてきた私は、移植した骨がとりあえず落ち着くまでに3カ月ほどかかり、本当にしっかり癒合するまでには1年あるいは2年かかると考えています。

そのため私自身も、術後2年までは、ゴルフは軽くスウィングする程度にとどめていました。その後、CTなどの検査で骨の癒合が良好なことも確かめつつ、手術後2年経った頃から、あいかわらず下手ですが、ゴルフでフルスウィングするようにしました。

周りの人に、金属まで入った手術しているのに信じられないと言われますが、骨さえしっかり癒合すれば怖くありません。ボールも手術前よりも飛ぶようになりました。もちろん無理はせず上手になることはあきらめて、健康のためにとゴルフをしています。

術後4年の58歳の現在に至るまで、腰痛が時々起こり、両足のしびれも少し感じますが、まったく大きな支障なく生活ができています。腰椎の悪い部分を固定すると次はその上下が動かざるを得ないので、その部分に新しく問題が起こりやすくなります。

しかし、初めの部分ですら、自覚症状が出てから20年以上かかって手術に至っているわけですから、次の部分が悪くなる頃には人生を引退しているはず、と気楽に考えています。

あいかわらずビタミンB12は身体中の末梢神経に効果があると思って飲んでいますが、たまに起こる腰痛は筋肉性か椎間関節性と決めつけて、たいしたことはないと考え、早めに湿布を貼り、たまにはボルタレンも飲みます。そしてなにより診療中の患者さんに対する腰痛の説明を利用したりして、座ったまま身体を左右前後に軽く動かす体操を欠かしていません。

手術をしてくれた池永氏にはいつも感謝するとともに、健康保険で高価な手術費用を安くすることができた日本の制度にも感謝しています。腰の奥に入ったままの金属は、焼き場まで持って行くつもりです。

腰痛に不安を感じすぎる日本人

長々と私の腰痛史を書いてきましたが、日々外来に来られるさまざまな原因の腰痛患者さんを診療していると、私自身の腰痛に対する考え方や対応の仕方と違うことが多いと感じます。もちろん私は整形外科医で、しかも腰痛に関してはかなり勉強も治療もしてきたので知識も経験も豊富です。

だからこそ、やってはいけないこと、やってもよいこと、するべきこと、それぞれが自分で判断でき、手術の決心もし、そして病気に対する納得と割り切りができるのだとは思います。

ただし、医師も人間です。病気も手術も怖いものです。そして医師も病気になります。むしろ病気をいっぱい知っているので一般の方より医師の方が自分の病気には敏感です。でも病気の原因が分かったり、あるいは分からなくても、ガンなどの厳しい病気でないなら、心配や恐れることをしません。必要があれば粛々《しゅくしゅく》と薬を飲み、検査を定期的にします。

私は特別気楽な性格であるわけではなく、むしろ気が小さくて心配性な性格です。それでも、腰痛や神経痛に対しては今まで述べてきたように、恐れる気持ちがほとんどありません。

しかし一般の方は、特に腰痛に関してとなると、痛みそのものより、不安や恐れの要素があまりにも強すぎる傾向があるように感じられます。

必要以上に、痛みというより、「腰痛という状態」を不安に感じすぎているように思うのです。そういった方が、長年の腰痛持ちでもある私の本を読んで、少しでも腰痛を理解し、不安や恐れから解放されることを願っています。

ここで述べた私の腰痛の歴史と対応を簡単にまとめれば、腰痛という症状というか病気に対しては自分の状態を「理解し」、「納得し」、「粛々と」治療し、必要とあらば手術も受けて、多少の痛みやしびれは「無視」あるいは「慣れ」て、あまり「制限しないで」「普通に」あるいは少し「ペースダウンして」「安心して」「不安に思わずに」「自信を持って」暮らせばよいのです。

〈本書の腰痛の分類〉

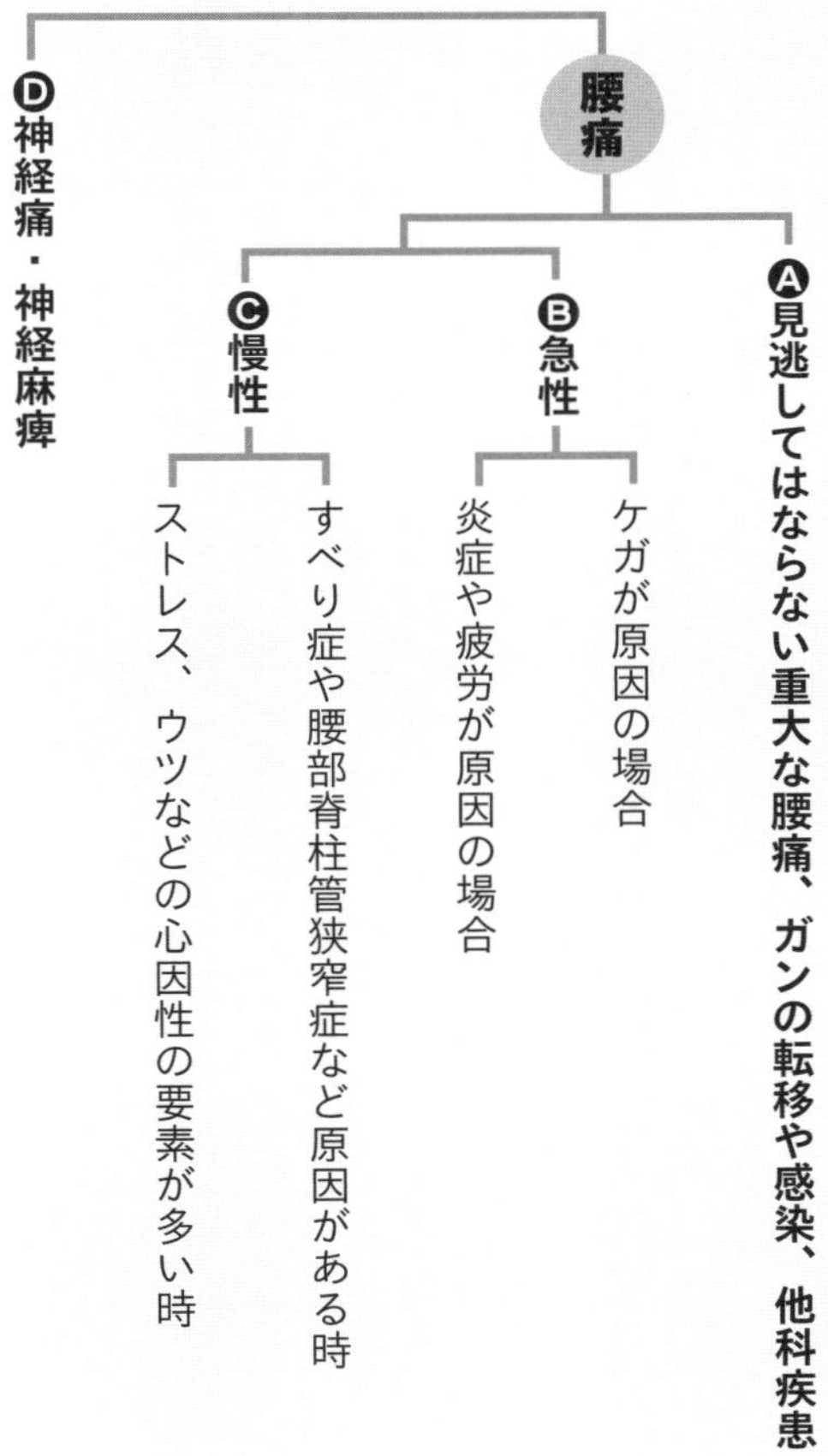
腰痛
Ⓐ見逃してはならない重大な腰痛、ガンの転移や感染、他科疾患
Ⓑ急性
ケガが原因の場合
炎症や疲労が原因の場合
Ⓒ慢性
すべり症や腰部脊柱管狭窄症など原因がある時
ストレス、ウツなどの心因性の要素が多い時
Ⓓ神経痛・神経麻痺

第1章

ガンでなければひと安心

その後の私

序章を読んでみて、いかがでしたか。

専門医であっても、さほど特別なことはしていないのだなあ、と感じた方も多いのではないかと思います。

その後も私は、ビタミンB12は飲み続けながら、日常の多少の足のしびれは仕方がないと、特に心配はしていません。たまにある腰痛も、筋肉の炎症や椎間関節の炎症だと決めつけて、患者さんに腰痛の説明をするときに一緒に体操をし、少し痛みが強ければ湿布や痛み止めを飲んですぐに治《なお》しています。

私の場合はたまたまうまくいっただけなのだ、それほど重症でなかったのだ、気楽な性格だから気にならないだけだ、などといぶかしげに思う方もいることでしょう。

しかし、そもそも「腰痛」を日本人の多くが深刻に考えすぎていると、私は治療経験を積むうちに常々思うようになりました。

私の「肩こり」が嘘のように消えたわけ

たとえば、「肩こり」という、日本人になじみ深い病気は、日本以外の国ではほとんど見られない症状です。日本以外の国では、単に筋肉の疲労や張った感じと考えて、適当なストレッチや同じ姿勢を続けないなどの自然な対応が普通なのだと思います。日本では、子供の頃から「肩こり」という言葉を聞き続け、それで悩んでいる身近な人の姿を見続けることで、「肩こり」というイメージが多くの人の深層心理にしみこんでいるのだと考えています。

現に私は、医学生時代に肩こりがひどくて、医学書や関連書籍を調べたことがあります。そして、特殊な病気が潜んでいる場合を除き、単なる筋肉の疲労であることを知って、その瞬間に長い間患っていた肩こりが嘘《うそ》のように消えました。その後も、仕事が忙しい時には、肩こりのような筋肉痛を感じる時はもちろんありますが、疲労と考えて、同じ姿勢を続けないなどの無意識の対応はしながら、肩こりを無視しているのでほとんど感じません。じつは、日本人でも肩こりを経験したことがない人がかなりいるのです。

この日本人の肩こりに対する感覚は「思いこみ」とでもいえる心理だと考えます。後の章でも説明しますが、腰痛も案外思いこみがあり得るのです。

「腰痛は怖い」のか？

もちろん、すべての腰痛がそのように意識の持ち方だけで治るわけではありません。

しかし、世の中に腰痛に関する本やテレビ番組や健康相談があふれかえっている現状をみて、私は日本人の多くの人が腰痛を少し重く考えすぎていると、言い換えれば多くの人の潜在意識に「腰痛は怖い」「腰痛はなかなか治らない」といった考えが染みついているのではないか、と思うようになったのです。

たとえば「腰椎椎間板《ようついついかんばん》ヘルニア」という病気を怖がる人が多く見られます。「ヘルニア」という言葉はラテン語で「飛び出す」「脱出する」という意味で、単に椎間板が飛び出している状態をいいます。もちろん神経を圧迫すれば痛いのですが、怖い病気ではまったくありません。痛ければ、日常生活の注意をしながら薬などを上手に使って、粛々《しゅくしゅく》と痛みを減らせばよいだけなのです。

腰痛が人間に起こりやすいワケ

そもそも、人間の腰に痛みが生じやすい理由として、腰椎部分は重い上半身を支えながら、同時によく動くことがあります。

脊椎《せきつい》動物とは、体の中心に背骨が通った動物のことをいいますが、2本の足で立って暮らす脊椎動物は人間だけです。チンパンジーも手をついています。人間が2本の足で立ったために、たしかに手の機能が発達して、他の動物とは違う進化をしたのですが、そのために、頚椎《けいつい》にも腰椎にも、股関節や膝関節などにも、他の動物の2倍以上の負担がかかっています。二足歩行した人間の宿命としての腰痛、とは少し言い過ぎかもしれませんが、他の動物に比べて、腰痛が生じやすいのは自明だとも思います。

また、肋骨《ろっこつ》が発達した胸椎《きょうつい》に比べて、腰椎部分は自由度が大きくよく動くことがあります。頚椎も重い頭蓋骨を支えてよく動くので障害が出やすいのですが、腰椎も同じく体重の約5分の3を支える必要があります。

胸部には心臓や肺などの重要な臓器があるために、肋骨がいわば籠《かご》のような役目をして臓器を守っているため、胸椎の動きはあまり大きくありません。それに対して腰椎はかなりの重みに耐えながら同時に左右前後捻転《ねんてん》という、さまざまな方向に柔軟に動く必要があります。その重さと動きを、腰椎の椎間板と後ろにある椎間関節だけで支えていると想像したら、その部分に何かの劣化や障害が起こりやすいのも理解しやすいかと思います。

脊髄神経まで守っている腰椎

さらにもう一つ、腰痛がなかなか治りにくい理由として、たとえば膝関節は、体重を支えながら同時に動くという二つの働きをしています。一方、脊椎、特に腰椎は体重の約5分の3を支えつつ、動きながら、同時に脊髄《せきずい》神経という大切な神経を守り、そこからたくさん出る神経根も守るという三つの働きをしています。

私は中高年以上の方によく起こる変形性膝関節症の説明の時に、自動車のギアボックスやエンジンをたとえに出し、膝関節の軟骨がすり減る状態をギアやピストンがすり減ることにたとえます。

腰椎は、ギアボックスやエンジンの中心に脊髄というコンピューターがあり、神経根というコードをギアの隙間《すきま》からたくさん出しているようなものなのです。頭蓋骨なら脳を守るだけで動きません。腰を急に曲げたり伸ばしたりひねったりする激しい運動などでは、そのたくさんある繊細な神経を守りつつ柔軟に動き、同時に体重を支えるかなり大変な役目を担っています。

さらに、膝関節の痛みなどとは異なり、この本の初めに私の腰痛の歴史でも説明したように、腰痛にはさまざまな要素や原因があり、それらが同時にあるいは時間がずれて作用します。そのため、医師としても診断がつけにくく、治療も簡単なものでないことがあります。

障害を補う働き

また時間のずれで言えば、最初腰椎の4番目と5番目の間がすり減って椎間板ヘルニアを生じ、腰痛や足の神経痛を生じたとします。その後、体の防御反応で4番目と5番目の脊椎の間を固めようとする変化・変形が生じることがあるのです。

人間の体は上手にできていて、何か障害が起これぱそれを補う、代替する機能が生じることがしばしばあります。

具体的に言うと、4番目と5番目の脊椎の間が狭くなって、その周りに骨棘《こつきょく》と呼ばれる骨のトゲのような変化が起き、4番目と5番目の間の動きを制限して、痛みや神経の損傷を防ぐことがあるのです。

しかし腰椎は動かなければなりません。４番目と５番目の動きが少なくなれば、その上か下の部分の椎間が今まで以上に動く必要が生じます。このように時間とともに障害を起こしている部位が変わってくることもあるのです。

私の場合は、最初は５番目の腰椎とその下の仙骨《せんこつ》（sacrum のイニシャルを採ってＳと呼んでいます）、いわゆる５／Ｓ《ごえす》の部分の椎間関節の炎症から始まり、椎間板が飛び出すヘルニア、５番目の腰椎が前方へずれるすべり症、神経が中心を通る脊柱管《せきちゅうかん》の狭窄《きょうさく》、そして５／Ｓがぐらぐらになる不安定脊椎と、病気がどんどん重なって出てきていました。

このように、医師が腰痛の原因を診断するときには、その患者さんの腰痛の歴史を想像する必要もあるのです。レントゲン写真からある程度それが分かることもあるのですが、患者さんの腰痛の歴史、経過もとても大切になります。

完治を無理に目指さない

動かず脳を守るだけの頭蓋骨やスピーディーに動くだけの膝関節とは異なり、体重を支えつつ柔軟に動き、同時に神経を守る、という３つの役目を担う腰椎は、障害が起こりやすく、また障害を治すことが関節よりも複雑で難しいのです。

でも、たしかに一筋縄では診断も治療もできないとはいえ、腰痛に対応する方法はあります。それは、今まで述べてきた腰痛の診断と治療が難しい3つの理由と症状を一つ一つ見極めながら、対応・治療していけばよいのです。

複雑な要素のある、原因が二つ以上絡み合っていることの多い腰痛を完全にゼロにするのは難しいでしょう。しかし、50％あるいは20％くらいの痛みにまで減らすことならできます。

腰椎には骨と関節と神経がありますが、さらに椎間板という、クッション兼関節のように動く軟骨や、椎体や椎間関節を守りつつ柔軟に動く靭帯《じんたい》があります。体を支え動かす筋肉も重要な臓器です。まずは腰痛に対する不安と疑問を和らげ、骨、関節、軟骨、靭帯・筋肉、神経それぞれの原因や症状を、一度に完全に治そうと考えないで、一つずつ可能な部分から少なくすることが肝心なのです。

本当に心配すべきは悪性の病気と感染

先ほども述べましたが、腰痛で本当に心配しなければならないのは、悪性の病気と内臓などの病気がある場合と感染の時だけです（詳しくは第2章を参照）。

痛みに対しては薬などで対応し、しびれはある程度慣れることと無視することも大切です。足の運動麻痺《まひ》や排尿や排便の障害が出る場合のみ、ある程度急いで対応する必要があるだけなのです。

とにかく、腰痛に対するこり固まった思いこみを、一度ガラッと大きく変えてみる必要があるのです。

従来の本でも、腰痛をさまざまな方法で分類し、それぞれを詳しく説明していますが、多くは「椎間板ヘルニア」や「腰部脊柱管狭窄症」など、分類した個々の病気に説明を加えています。

たしかに腰痛の原因を突き止めて、それぞれの病気に合った治療法を選択するのは大切でしょう。

しかし、その前に、もっと基本的な腰痛への対処の仕方や考え方を知っておいたほうが、より簡単に腰痛を少なくできるのです。個々の腰痛の病気については、拙著『痛いところから分かる骨・関節・神経の逆引診断事典』で詳しく説明していますので、そちらを参照してください。

この本での腰痛の分類

腰痛には大きく分けて見逃してはならない重大な腰痛・急性腰痛・慢性腰痛の3つのタイプの腰痛があることを知ってください。そのうえで、自分の腰痛がそれぞれどの腰痛に当てはまるかを考えてもらいます。

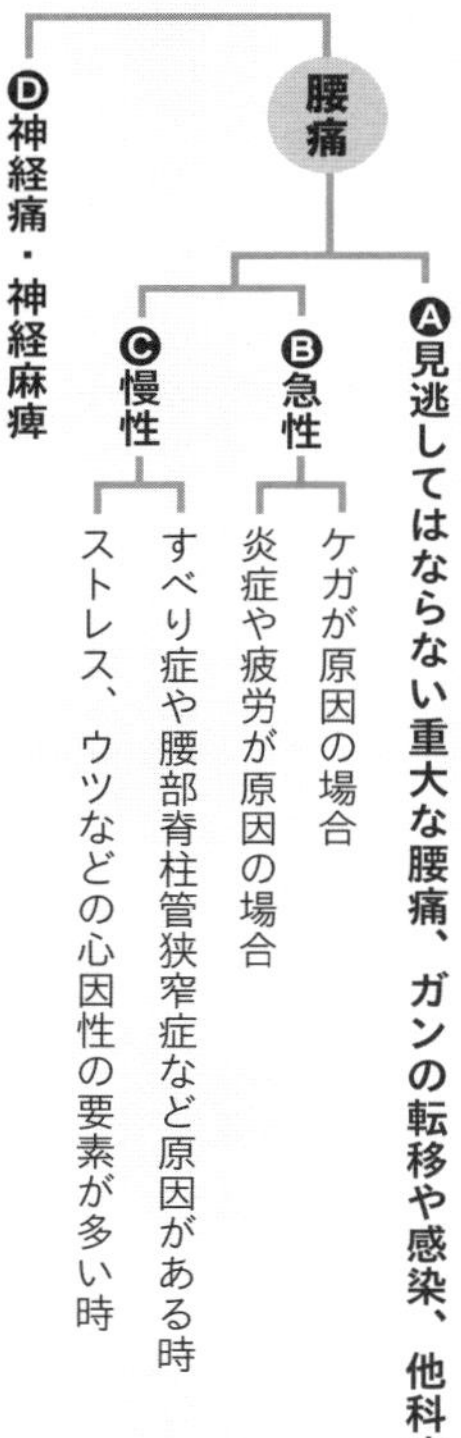

このように、従来の考え方、分類と異なり、本書では腰痛を3つに分けます。そして神経痛・神経麻痺も腰痛とは切り離して対応します。

急性と慢性を分けることが大切

従来の腰痛の説明は、急性と慢性を混在して説明し、また個々の病気を説明したり、心因性ばかりを強調するものがほとんどでした。

しかし腰痛は、33年間の私の勉強と治療経験および自分自身の腰痛体験から、急性腰痛と慢性腰痛とに大きく分けることが重要だと考えています。なぜなら、急性と慢性では、各々原因も治療も対応の仕方も異なる部分が多いからです。

腰痛を急性と慢性に分けて、自分の腰痛がどちらに属するかで考え方や治療方針を立てた方が、混在させるよりも、治りやすいと思うのです。

さらに、神経痛・神経麻痺は腰痛とは切っても切れない症状ですが、別々に独立させた方が症状を理解しやすく、治療もしやすいのです。ですから、私は通常、腰痛とは分けて考え、診察をしています。腰痛は腰痛で治療をし、神経痛は神経痛で治療すればよいのです。もちろん両方に共通の治療もあります。

また、腰痛の原因を、椎間板ヘルニアや腰部脊柱管狭窄症など原因がはっきりしている「特異的腰痛」と、診察や画像診断で原因がはっきりしない「非特異的腰痛」に分ける教科書がありますが、本書ではその区別を用いずに説明します。その理由については、77頁を参照してください。

では、先ほどの分類表をもう少し詳しく説明してみましょう。

Ⓐ絶対に見逃してはいけない腰痛を起こす重大な病気：ガンの転移や感染症、他科的な病気（胃ガン、膵臓《すいぞう》ガン、大動脈瘤解離《だいどうみゃくりゅうかいり》、結石などの泌尿器科疾患、婦人科疾患など）。

整形外科の教科書によれば、骨折も重大な腰痛に分類されますが、私の考えでは、治りやすいケガであるため、Bの急性腰痛のケガに含め、重大な腰痛には入れません。

Ⓑ急性腰痛：発症から4週まで続く腰痛、あるいは4週以内に治る腰痛。

（整形外科学会の定義では、4週以内の腰痛を急性腰痛、4週以上3カ月以内続く腰痛を亜急性腰痛というが、3カ月以内に治る腰痛も急性腰痛と簡単に分類した方が分かりやすい。腰椎の圧迫骨折などもおよそ3カ月で治るので急性腰痛と考えてよい）。

この急性腰痛には、いわゆるぎっくり腰、原因がないのに急に痛くなった腰痛、1年に1～2度くらい、不定期に生じる腰痛などがあります。また、捻挫《ねんざ》や骨折などのケガが原因のものと、使い過ぎなどの炎症が原因のものとがあります。

Ⓒ慢性腰痛：3カ月以上続く腰痛。

3カ月以上継続している腰痛を慢性腰痛といいます。ぎくっと腰痛をきたして、一度治ったのがまた3カ月以降に再発した場合は慢性腰痛とは考えません。急性腰痛を2回繰り返した、カゼを2回ひいたと考えた方がよいのです。誰もたまたま2回カゼをひいて慢性のカゼとは思わないでしょう。

Ⓓ下肢の神経痛・神経麻痺：腰痛と合併あるいは単独で生じる。

診断と治療は、腰痛とは別に分けて考えた方が理解しやすく、治療もしやすくなります。もちろん神経痛による腰痛そのものもありますので、その場合は急性や慢性腰痛として対応します。

では、それぞれの腰痛について大切なことを一緒に学んでいきましょう。それによって、腰痛に対する見方や意識を変えていくことが狙いです。

第2章

重大な腰痛、見逃してはいけない腰痛

腰の痛みがどんどん悪化するとき

腰の痛みや背中の痛みがどんどん悪化するときや寝ていてじっとしていてもしくしく痛むとき、痛みとともに熱や全身倦怠感があるとき、痩せてきて食欲がないときなど、悪性腫瘍《しゅよう》の転移や感染性脊椎炎《せきついえん》の疑いがあります。その場合は、総合病院の整形外科あるいは総合診療内科などに受診して原因を調べてもらう必要があります。

その際、整形外科を受診するだけではなく、内科や泌尿器科や婦人科を同時期に受診する必要があります。まず整形外科に受診してレントゲン検査とＭＲＩ検査を受けて、脊椎の骨やその周囲に悪性や感染の兆候がないかどうかを調べます。発熱があれば感染を疑い、血液検査もします。

脊椎の骨に生じる悪性の病気

骨そのものの悪性腫瘍である骨肉腫《こつにくしゅ》は若い人に多く、また脊椎にはまれなので、脊椎の骨に生じる悪性の病気はほとんどが他臓器からの転移のガンによるものです。

血液のガンである多発性骨髄腫《こつずいしゅ》や白血病などが脊椎に生じることも、少なくありません。

レントゲン検査やＭＲＩ検査で腰椎《ようつい》や胸椎《きょうつい》の椎体に悪性のガンの転移が疑われるときは、まず元のガンの検査が始まります。もともと胃ガンや肺ガンや前立腺ガン、乳ガンなどを患っているときは、その担当の科の医師に相談することになりますが、もともとガンがなかったはずなのに転移が最初に見つかることもたまに

【症例】もともと肺ガンで治療を受けている患者さんが腰痛で来院し、レントゲン検査で第４腰椎の肺ガンの転移を疑い、ＭＲＩ検査でやはり転移がはっきりした。

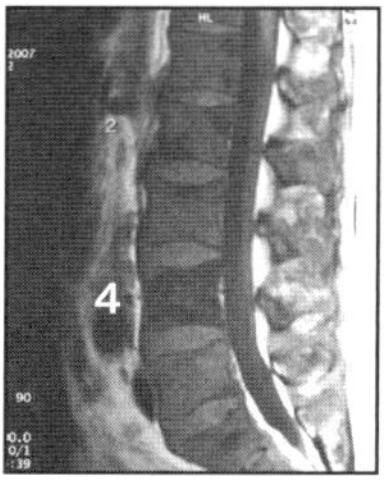

MRI検査では第４腰椎が黒く変化している。

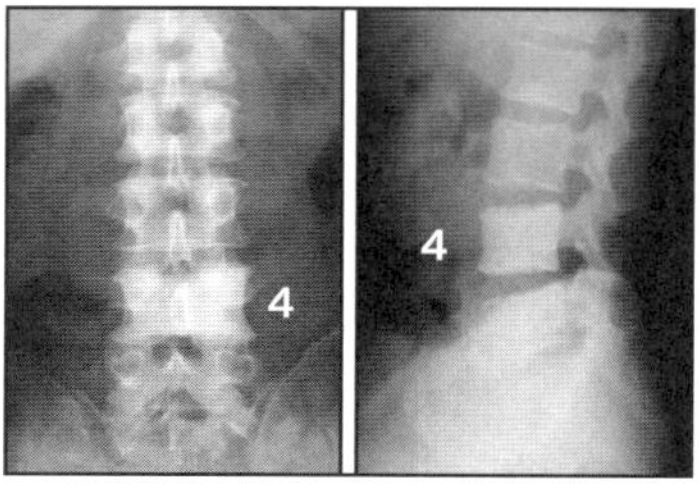

レントゲン検査では第４腰椎が他の骨より白く硬化している。

あり、その場合はどの科に受診すればよいか、整形外科医もどの科に紹介すればよいか悩むところです。

複数の診療科受診の必要性

最近、大きな総合病院では、どの科に受診するか分かりにくいような病気の場合に受診する、総合診療科が増えてきています。

20年ほど前、私が神戸市立医療センター中央市民病院の整形外科に勤務していた時代にはそのような科がなく、整形外科外来を受診した患者さんで、脊椎の転移性ガンが疑われるのに、どこのガンからの転移か分からないときには、男性なら胃や肝臓などの消化器系のガンを診療する「消化器内科」、肺ガンを診療する「呼吸器内科」、前立腺ガンや膀胱《ぼうこう》ガンを診療する「泌尿器科」に同時に紹介していました。

女性なら、やはり「消化器内科」と乳ガンを診療する「外科」、子宮・子宮頸《けい》ガンや卵巣ガンを診療する「婦人科」に同時に紹介していました。多発性骨髄腫が疑われるときは「血液内科」も同時に紹介します。

患者さんにとって、一度に三つも四つもの科を受診することは、時間でも費用でも負担が大きいのですが、悪性のガンの場合は一刻も時を争うので、私はいつも同時に紹介状を書いていました。

これは開業してからも同じです。最近では「腫瘍《しゅよう》内科」に紹介すれば、その科の医師が原疾患を探してくれる場合もあります。

ＭＲＩ検査によるガン発見のケース

レントゲンで脊椎の骨が溶けている溶骨性《ようこつせい》の転移や、逆に骨が白く硬く見える造骨性《ぞうこつせい》の転移などが見られるときは、すでに全身に原発のガンが転移している可能性があり、厳しい状況です。しかし、抗ガン剤や放射線療法も日進月歩で、治療がうまくいけば寿命をながらえることも可能になっています。

またレントゲン検査ではっきりしない場合は、ＭＲＩ検査をするとかなりはっきりわかることがあります。

病院勤務医時代ですが、市中のペインクリニックで治療しても腰痛が治らないために私に紹介があった患者さんがいました。腰椎のレントゲン検査でははっきりしないため、さらにＭＲＩ検査をすると、椎骨に多発性のガンらしき像が見られ、その他の部位のレントゲン検査や血液検査で多発性骨髄腫を強く疑い、同じ病院の血液内科に紹介しました。
しかし、血液内科では診断がつかなかったため、私は局所麻酔で腰椎の転移が疑われる部位の組織を採取し、病理の医師に迅速検査で診《み》てもらい、多発性骨髄腫の診断がついたことがありました。

開業してからも、喉頭《こうとう》ガンの手術を大学病院で受けて、頸部《けいぶ》と腕に痛みとしびれがある患者さんが受診されたことがあります。大学病院の耳鼻咽喉科の医師は喉頭ガンはすべて切除できて、転移はないと患者さんに説明していたそうです。しかしガンの既往歴があるので、頸椎《けいつい》のレントゲン検査とMRI検査を同時に行ったところ、転移性のガンが強く疑われる結果がでました。MRI検査の結果と紹介状を書いて、元の大学病院の耳鼻咽喉科に受診し、結果は喉頭ガンの転移だったことがあります。

脊椎に限らず、いろいろな部位の痛みに対してレントゲン検査だけでも転移性のガンを発見できた患者さんが、開業以来15年間で10人ほどいますが、MRI検査はさらに有効です。

いずれも自分のガンにまったく気づいていないか、あるいはガンの既往があっても主治医が転移はないと信じているケースでした。ガンの転移の診断はなかなか難しいものがあります。大きな病院なら、骨《こつ》シンチグラフィという放射性同位元素を使った全身の骨の炎症や悪性を診《み》る検査や、最近ではPETなどの全身のガンを探す検査器機がありますが、開業医では通常、レントゲン検査が一番の頼りになります。そしてガンの疑いがあると言われた場合は、日本ではMRI検査はどこでも安価に安全に受けられるので、一度はMRI検査をするべきだと思います。

ガンの治療は原則として原発巣の担当の医師が中心となって行いますが、痛みや脊髄麻痺《せきずいまひ》があるときは整形外科的な治療も必要となります。そのときは、最初のガンの担当医師と整形外科医や放射線科医などが、患者さんあるいはその家族と相談し、協力しながら治療を進めます。

感染性脊椎炎について

重大な腰痛には他に、細菌が脊椎に感染して化膿する感染性脊椎炎があります。脊椎の前方にある椎体の骨の内部はスポンジ状になっていて、一度感染すると抗生物質などが細部に届きにくく、なかなか治りにくいのです。重症になれば背骨が曲がったり歩行障害を起こします。しかも神経がすぐそばにあるので膿《うみ》がたまると下半身麻痺を起こす危険性が高まります。

この感染性脊椎炎には大腸菌や黄色ブドウ球菌などの一般細菌による感染である「化膿性脊椎炎」と、結核菌による感染である「結核性脊椎炎（カリエス）」の2種類があります。

化膿性脊椎炎について

この脊椎炎は、ブドウ球菌や大腸菌などの一般細菌による脊椎の炎症です。

椎体の骨は内部に海綿骨というスポンジ状の骨があり、細菌がその場にとどまりやすいことや、特殊な静脈叢《そう》のために感染が起こりやすいのです。また、椎間板造影の検査や脊椎の手術の後に生じる場合もあります。症状には、急性型、亜急性型、慢性型のタイプがあり、急性型は次に述べる結核性脊椎炎（カリエス）と異なり、腰・背部の痛みが強く、中等度以上の発熱を生じたりして、比較的診断がつきやすいのですが、逆に慢性タイプでは炎症が分かりにくく、診断がつきにくいことがしばしばあります。

近年、抗がん剤や免疫抑制剤、ステロイドを投与されている方が多くなり、比較的弱い毒の菌による感染が増加しつつあります。熱があって、背中が痛いときは必ずこの疾患を見分ける必要があります。私が以前勤務していた整形外科では平成3〜9年の7年間で20

人の化膿性脊椎炎の患者さんがいました。私は現在開業して15年になりますが、その間に化膿性脊椎炎と思われる患者さんが3人いました。いずれも他の病院や医院で、正しい診断がついていませんでした。

症状としては腰・背部の痛み、全身の発熱、脊柱の曲げ伸ばし時の痛みなどがあります。治療としては、安静を保ち、化学療法（抗生剤投与など）を行います。膿瘍《のうよう》があれば手術で病巣を取り除きます。

見逃しやすい結核性脊椎炎（カリエス）

40〜50年前の整形外科では、結核性脊椎炎（カリエス）が代表的な病気でした。その後抗結核薬の開発とともに結核性脊椎炎は激減しました。しかし、日本は世界の先進国の中では、今でも結核患者数がとても多い国です。

私が以前勤務していた整形外科でも、平成3〜9年の7年間で10人の結核性脊椎炎の患者さんがいました。症状としては、化膿性脊椎炎（一般細菌による脊椎炎）に比べて、発熱などの炎症が比較的少ないため、初期の段階では診断がつかないこともあるので注意が必要です。軽度の疲労感、寝汗、微熱、また子どもの場合には、不機嫌や行動の不活発が見られる他には、あまり強い症状はありません。背中の痛みは鈍い痛みであることが多く、曲げ伸ばしがしにくくなる程度です。

最近では、簡単に結核感染が分かる血液検査（T－スポット検査やクオンティフェロン検査）が保険適用になり、診断は従来のツベルクリン反応より確実になりました。

治療としては、安静と抗結核薬の投与が必要です。また、必ず整形外科の専門医に診てもらうことが大切です。同時に呼吸器内科医にも相談します。

膿瘍ができているときなどは手術が必要です。最近では、手術で病巣を取り除き、固定をした方が日常生活に早く復帰しやすいと考える整形外科医が増えています。

ほかにも、原因のよく分かっていない強直性脊椎炎が重大な腰痛としてあげられます。MRI検査で診断しやすくなった良性の脊髄腫瘍も教科書には書かれていませんが、放置すると下半身麻痺を起こす可能性があり、重大な腰痛にあたると考えています。

それぞれ、専門医でないと診断の難しいもので、詳しくは、拙著『痛いところから分かる骨・関節・神経の逆引診断事典』を参照してください。

整形外科以外の他の科の病気による腰痛

ほかに、すべてが重大な腰痛には相当しませんが、腰痛を起こす整形外科以外の病気と主な腰痛以外の症状には次の①〜⑥のようなものがあります。通常は、動いたときの腰の痛みよりも、むしろ安静にしていたり、夜に寝ているときに、しんしん、あるいはしくしく痛みます。

①消化器系（消化器内科あるいは消化器外科を受診してください）

A　**胃・十二指腸潰瘍**

上腹部痛、背部痛、胸やけ、吐《は》き気、おう吐《と》、食欲不振、吐《と》血《けつ》、黒色便など。

B　**膵炎《すいえん》**

上腹部痛、背部痛、吐き気、おう吐、食欲不振など。

C　**胆石・胆嚢炎《たんのうえん》**

右上腹部痛、右肩にひびく痛み（疝痛《せんつう》）、発熱、黄疸《おうだん》など。

D　**消化器官のガン**

体重減少、るいそう（ひどくやせること）、吐き気、おう吐、食欲不振、微熱など。

②泌尿器系（泌尿器科に受診してください）

A　**尿路結石**（しばしば激痛）

側腹部痛、腹痛、血尿など。

B　**腎盂腎炎**《じんうじんえん》

発熱、血尿、頻尿など。

C　**泌尿器系のガン**

体重減少、血尿、排尿障害、頻尿など。

③循環器系（循環器内科、心臓外科などを受診してください）

A　**動脈瘤・解離性動脈瘤**（見逃してはならない腰痛を起こすことのある重大な病気で、突然の胸痛、背部痛、腰痛、腹痛、下半身麻痺などですが、症状が出るまでは診断がつかないことが多く、腰痛だけの症状は滅多にありません。ただし、腰痛だけの症状の場合、見逃されやすい病気です。動脈瘤や動脈解離が少ないときの腰痛は、鈍い痛みのことも多いです）。

④婦人科系（婦人科を受診してください）

A　**子宮筋腫《きんしゅ》**

月経量の増加、月経時の下腹部痛、貧血など。

B　**子宮内膜症**

月経時の下腹部痛、排便時の痛みなど。

C　**卵巣嚢腫《らんそうのうしゅ》**

腹部膨満感、下腹部痛、便秘、頻尿、性器出血など。

D　**婦人科系のガン**

体重減少、不正出血、下腹部の張りや腫瘤など。

⑤血液系（血液内科を受診してください）

A　**多発性骨髄腫**

腰痛以外にも他の部位の骨の痛み、貧血、倦怠《けんたい》感など。

⑥神経内科的

パーキンソン病ではしばしば背中が丸くなり（円背）脊柱起立筋が疲れて腰痛をきたしたり、もともと筋肉の過緊張があるので、疲労性の腰痛が生じやすいです。

これらの整形外科以外の病気が原因で生じる腰痛は、元の原因の病気を専門とする医師や病院に受診し診断と治療を受けます。

そのうえで、腰痛に対し、整形外科でもコルセットを作成したり、手術で傷んでいる椎体部分を手術したり、共同で診断と治療を行うこともあります。

とにかくガンを見逃さない

腰痛がなかなか治らない場合は、まずはこの放置できない病気があるかどうかを見極めることが大切です。

整形外科に受診しても腰痛が治らない場合、民間療法で治療する場合もあると思いますが、民間療法でも治らない腰痛の場合は、以前とは違う整形外科でもう一度レントゲン検査やＭＲＩ検査を受け、ガンなどの重大な病気がないかどうかをチェックすることが大切です。

私は勤務医から開業するときに、肝に銘じて診療しようと思ったことがあります。それは「ガンを見逃さない」ということです。日頃から、普通の腰痛に潜む重大な病気に注意し診断と治療をしていますが、私も人間であり、完璧ではありません。見逃すこともあると思っています。

ですから、なかなか痛みが消えない場合は、別の整形外科でレントゲン検査やＭＲＩ検査を受け、二人以上の医師による診断で、重大な病気かないかどうかを診断してもらうことをおすすめします。

第3章 急性・慢性腰痛に共通する大事な考え方

痛みは体の異常を知らせる有益なサイン

痛みはとてもいやで怖いものです。でも、痛みを感じない体になれば、楽しく健康的に暮らせるかといえば、そうではありません。痛みは身体の異常を知らせるサインでもあるのです。

痛みには、まったく原因のはっきりしない痛みもありますし、知覚神経が興奮して原因もなくズキズキする痛みや脳で感じてしまう痛みなどもありますが、たいていは体のどこかの異常を知らせる警報です。

また、痛みは鈍いものから鋭い激痛までさまざまで、原因も多岐《たき》にわたっています。原因の分からない軽い痛みが起こり、一両日までの短時間で治《なお》ってしまう場合は様子を見ていてもよいかもしれませんが、何度も同じ痛みが再発する場合は、一度医師に診《み》てもらってください。

関節・筋肉痛と神経痛の違い

一般的には、関節や筋肉に何か問題が生じているときは、じっとしていると痛みが少なく、動き始めや動いているときに痛みを感じます。神経に何か問題があるときは、動いているときは痛みが少なく、じっとしているときにびりびり・じんじん痛みやしびれを感じます。

もちろん腰の脊柱管狭窄症などでは、腰椎の中の神経が歩くことによって血流が悪くなり、立ち止まってしまう現象もありますし、動くことによって神経が刺激されて痛みやしびれを生じることもあります。

でも原則として、関節・筋肉は動かしはじめや、動かして痛む。神経はじっとしていて痛みやしびれを感じる、と覚えてください。腰椎《ようつい》は関節、筋肉や神経の塊《かたまり》なので痛みの原因の判別に役立ちます。

ガンや内臓疾患の場合もじっとしているときに痛みを感じることが多いです。

特に夜に寝ていて寝返りも打たずにじっとしていても、しんしん、しくしく腰痛をきたすときは、ガンや内臓疾患を疑います。

痛みの原因部分と痛む部位が異なることがある

また、通常は病気の原因部分か、その支配領域の神経に沿って痛みが出るのですが、原因部分と痛みの部位が、ずれたり異なったりすることがよくあり、腰痛にもあてはまります。

たとえば、腰痛がじつは股関節の病気が原因の場合、股関節痛がじつは腰椎が原因の場合などです。また、圧迫骨折の痛みと部位はずれることがあり、脊椎《せきつい》の圧迫骨折は骨折している部位の背中の部分に痛みを感じるのが普通ですが、しばしば骨折した場所よりも数センチ下の方や背中の中心を走っている脊椎の数センチ下の左右に痛みを感じることがあります。

痛みを感じない方が怖い

最近では少なくなった梅毒という性病では、痛みそのものを感じにくくなります。痛みを感じないと、たとえば膝関節が長い間にガタガタに変形してしまい、シャルコー関節という普通の変形性膝関節症よりはるかに関節が破壊された状態になってしまうのです。

私たちは、歩く時や階段の上り下りでも、普段から微妙な痛みを体が感じて、膝関節を傷めないように無意識に調整して生活しているのです。このように痛みは強すぎても困りますが、危険を回避するセンサーの役目も果たしてくれている大切な感覚なのです。

初めて膝関節痛を生じて外来に来院された患者さんに、病名を変形性膝関節症と説明すると、事実を受け入れたくないのか、顔をしかめる人がいます。

しかし私は、この痛みは膝関節自身が、自分を大切に扱ってほしい、もう少し膝のことも大事に考えてね、と持ち主である患者さんにアピールしているのだとも説明します。

肥満対策など、変形性膝関節症に対する注意点を知って生活するのとそうでないのでは、5年後、10年後の膝関節の状態に大きな違いが出るかもしれません。

腰痛も同じく、腰を大事に使ってね、という体のサインと考えて、痛みを上手に利用しましょう。

不意に動かず、少し間をおいて動き始める

また、普段からできるだけケガをしないように注意しましょう。たとえば物を持ち上げ

るときに準備体操もしないで一気に持ち上げるのでなく、1〜2回だけでも腰を左右に捻《ね》じるなどの軽い動きをしてから持つようにしましょう。

不意の動きも要注意です。何事もぱっと動かないで、一瞬だけ間をおき、0・5秒後に最初はゆっくり、そして必要ならそのあとで速く動く癖《くせ》をつけることが大切です。

避けられないケガもありますが、急に動いて腰を傷めることは避けられることです。また、荷物を持つ時に重いと思ったら案外軽かったり、軽いと思って持ったら重かったりする場合もケガをしやすくなります。知っている段差ならば50センチを飛び降りてケガをしなくても、3センチの段差を知らずに踏み外すと腰や膝や足首を捻挫《ねんざ》することがあります。あらかじめ段差を知っていれば全身の筋肉が緊張して準備してくれますが、筋肉がゆるんでいる時にひねったりするとケガをしやすいのです。

動ける範囲で日常生活を続ける

数十年前に書かれた、急性の腰痛に対しては安静にするよりゆっくりと日常生活を継続する方が早く治る、という有名な論文を読んで以来、20年以上も前から、私は急性で激痛の腰痛でも、安静は必要ないと力説してきました。とにかく、できる範囲で少しでも動いている方が早く治ると説明してきたのです。

そして、日本整形外科学会が編集発行した２０１２年版「腰痛ガイドライン」でようやく、急性腰痛に安静は有効ではない、と日本でも公式に発表され、それ以後、日本国内で一斉に急性腰痛を安静にしないように、との大合唱が続いています。どのような腰痛でどの程度動けばよいのかはそれぞれの場合によりますが、感染症でもない限り、そろそろと動いて生活する方が早く治ります。必要ならコルセットや痛み止めの薬、湿布を使えばよいのです。

背伸び体操、あくび体操

何時間も同じ姿勢で座っていることの多い仕事に就いている方も、なにか工夫すればよいと思います。1時間に1回は背伸びなどの体操をして腰を動かす、人にお茶をくんでもらうのではなく自分でお茶をいれに行く、定期的にトイレに行くなど、少しでも姿勢を変えること、テンションを変えることを心がけてください。

車やバス、電車などに長い時間同じ姿勢で座っているのもあまりよくありません。同じ姿勢、同じ動作を長く続けると、筋肉や関節が固くなり、疲労が限度を超えてしまいます。

車やバスならトイレ休憩を利用して一度降りて背伸びなどの体操をすると決めておけばよいかもしれません。

あくびをなぜするのか分かっていませんが、肺も含めて全身のストレッチなのかもしれないと私は考えています。背伸び体操、あくび体操と名づけた、両手を頭の上で組んで大きく背伸びをする体操もおすすめです。転ぶ危険を少なくするために、座ってするのが安全、1時間に1回でも腰を軽く動かすだけで腰痛の予防になります。

少しずつストレッチ

安静にするよりも動かした方がよいことは確かですが、いきなり急にどんどん動かすことで、かえって痛みを強くすることもあります。どのような場合でも、体操やストレッチを少しずつ増やしていくのが大切です。

最初は本当に軽いストレッチから始めて、徐々に程度を強く、あるいは回数を増やしていきます。決まったストレッチも回数もありません。気が向いたときに体を左右に捻《ね》じり、前後に動かすだけでいいのです。回数もあまり気にしないで、数回程度でも結構です。

朝痛いのはむしろ当たり前

朝目覚めたときに腰が痛いことはよくあります。朝起きてすぐの洗顔時にも腰痛をきたしやすいので注意が必要です。しかしそれは、若くなければ誰にでもよく起こり得ることです。夜、寝ている間に関節や筋肉が固くなり、朝になって動き始めにぎしぎしと痛みを感じることは必ずしも病気ではありません。

中年以降、寝起きに痛くても、しばらくするとまったく痛くなくなる場合は病気ではないのです。

「動き始めの痛み」「体が固いことによる痛み」であることがほとんどだと思ってください。

朝目覚めたときの腰痛予防

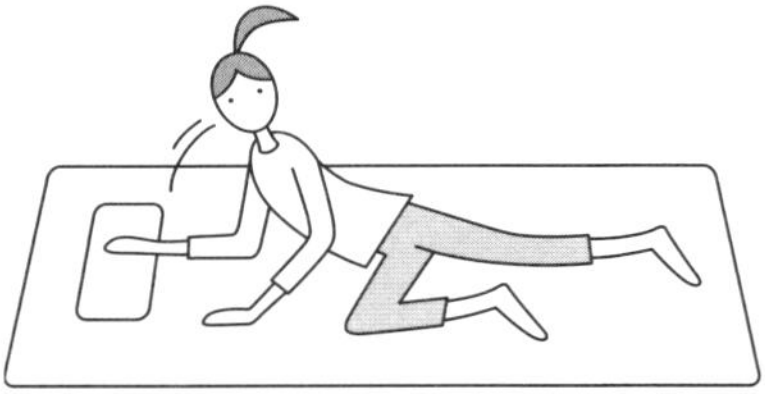

体を手で支えながら、ゆっくりと起きる。

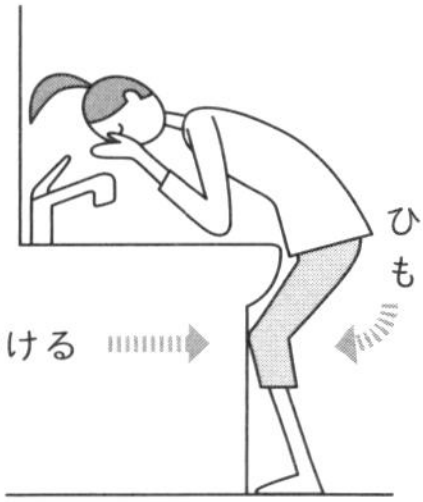

すぐに消える痛みは心配しない

一週間に一度くらい、たまに腰痛を生じてもすぐに治る場合は、あまり問題がないことが多いです。誰でも体のあちらこちらが痛みます。

痛みがいつまでも腰の同じ部位に起こり、その痛みの間隔や強さが少しずつ増えているときは、病気が進行している可能性が高いので、整形外科を受診しましょう。

定期的に同じ部位に痛みがあっても、すぐにおさまるようなら問題ないことが多いと思います。心配なら一度整形外科を受診してレントゲン検査なども含めてチェックしてもらいましょう。たいしたことがない、といわれたら素直に心配しないで、痛みが強いときには薬や湿布を使います。

同時に、普段からストレッチや体操をして、少しでもそのような痛みが生じないように予防しましょう。

急性炎症を火事にたとえると

もしも腰痛が軽ければ、痛み止めの薬を飲まずにストレッチなどで自然治癒を待つのもよいのですが、痛みが強い場合は、痛み止めの薬や湿布を早めに使う方が早く治ることが多いのです。

第4章と第5章でケガの場合と炎症や疲労などの場合をそれぞれ別に説明しますが、ケガの場合なら痛いのは仕方がないので、自分が痛み止めを使った方が楽だと思えば胃腸障害などに注意しながら薬を使いましょう。

ケガは骨・関節・筋肉・靱帯《じんたい》のいずれか、あるいは二つ以上が傷んでいる状態で、痛み止めの薬で早く治るわけではありません。しかし、痛み止めは「消炎鎮痛剤」と正しくは呼ばれるように、炎症つまり痛みだけでなく腫《は》れも抑える効果があります。また、痛みが強いと精神的につらいので免疫力が落ち、ケガの回復が遅くなる可能性もあります。

炎症による腰痛の場合は消炎鎮痛剤が役に立ち、根本治療になり得ます。あまり我慢しないで早めに消炎鎮痛剤を使用した方が、炎症が早く治まり、トータルでの痛みや日常生活の質の低下を軽減することができるのです。

私は急性炎症をよく、火事にたとえます。早く消火活動をして火を消した方が被害総額が少なくなるからです。そして小さな火事なら消すのはたやすいのですが、大火事になってしまうと消防隊でも消火に難儀します。炎症は早めに抑えるのがコツです。カゼもひき始めに薬を飲んだ方が早く治るのと同じです。

慢性腰痛の場合は原因が炎症だけでなく、疲労や神経痛、筋力の低下、関節の不安定性、精神的ストレスやウツなどさまざまな原因が絡まっていることが多いので、消炎鎮痛剤だけでは痛みが改善しないか、一時的な改善にとどまることが多いのです。この場合は、消炎鎮痛剤は痛みが強いときだけに使うようにして、ストレッチやコルセット、湿布、気分転換や抗不安薬などを主治医と相談しながら上手に組み合わせて使う必要があります。詳しくは、第6章と第7章で説明します。

腰痛は冷やすより温めた方がよい

一般的に打撲や捻挫などのケガで毛細血管が切れて内出血しているときに温めると、血行がよくなり内出血が増えて、腫れが増します。ですからケガをした直後には、冷やして血管を縮小させることで内出血を減らし、腫れを抑えるとともに、冷やすことで痛みの感覚を麻痺させるのがよいのです。打撲して1日か2日くらいで内出血も止まり、腫れもピークに達するので、これ以降はむしろ温めて血行をよくし、組織の活性と再生を促《うなが》します。組織に酸素や栄養を補給し、老廃物を捨てるためには、血行がとても大切です。

でも腰痛の場合は、慢性の場合は温めた方がよいのは当然として、いわゆるぎっくり腰など急性の捻挫あるいは炎症で、とてもひどい痛みの場合でも、最初から温めた方が楽になることが多いようです。日本整形外科学会の「腰痛ガイドライン」でも、急性腰痛症は温めた方がよいとなっています。

ただ、場合にもよりますので、冷やすか温めるかは、実際にやってみて、どちらが気持ちがよいかで決めるのも一つの方法です。

お風呂でかえって腰痛を起こすことがある

日本人はお風呂が大好きです。お湯に浸《つ》かって、ゆったりした気分になるのは腰痛にもよいのですが、ただしその際、注意が必要です。

たとえば、お風呂でゆっくり同じ姿勢で浸かった後に立ち上がって、かえって腰痛になる人が時々います。

これはいくら腰を温めるのがよいからといって、長い時間同じ姿勢でいることにより、次に立ち上がって姿勢を変えることで、固まっていた腰の関節や筋肉がギクッと捻挫を起こすからです。

お風呂に浸かり筋肉の疲労を癒やし、精神的にもリラックスするのは腰にはよいことですが、同じ姿勢で長く浸かるのはほどほどにしてください。

痛みの感受性度合を知っておく

日々診療していると、痛みの感じ方は人それぞれで大きく違うことに気づきます。同じ関節注射をする場合でも、毎回かなり痛がる方がいるかと思えば、平然と注射を受ける方もいます。注射が大好きな人はいないと思うかもしれませんが、じつは１０００人に一人くらい、注射されるのが好き、気持ちよいと言う方がいるのです。私の医療経験から見ると、尺度はないものの、痛がる人と痛がらない人では、１０００倍くらいの差があるように思います。

とにかく、自分が痛みに対して弱い方か強い方かを多少は自覚しておく方がよいと思います。

痛みに対して強い人が腰痛をきたしてかなり痛いと思うときは、原因も含めて整形外科を受診する方がよいでしょう。普段から痛みに弱い人が腰痛を生じても、いつも程度の痛みだと思えるなら、様子をみるのもよいかもしれません。

集中時に忘れる腰痛は気にしない

そして、どうせ一度きりの人生なのですから、腰痛に対して悲観的にならず、腰痛くらいなんだ！という気持ちで生活しましょう。

ただ、痛みの感受性は人それぞれで、また気の持ちようも人それぞれなので、腰痛を気にしないで気楽に行きましょう、とはなかなか言いきれません。

でも、あなたの腰痛が、仕事に没頭しているときや趣味やスポーツに集中しているときに感じない痛みなら、たいしたことのない腰痛だと言ってもよいと思います。何をしていても腰痛を感じて困る場合は治療をきちっとすべきですが、思い出したように感じる腰痛なら、できるだけそれを思い出さないような生活、車で郊外を気持ちよくドライブしているかのような生活を心がけましょう。

多少のしびれは無視しよう

腰痛に関連したよく見られる症状に足のしびれがあります。第8章でも述べますが、神経の障害でしびれをきたすことがしばしばあるのです。びりびり、じんじん、ぴりぴり、しびれの表現は多種多様です。痛いこともちろんありますが、熱く感じたり冷たく感じたり、冷たい水が流れるようだとか、足の裏が1枚膜を隔てて遠い感じ、ざらざら砂がついている感じなど、まるで文学表現のように多彩なのです。

痛みに対しては薬があるのですが、しびれに対して有効な薬はほとんどありません。数年前からリリカという末梢《まっしょう》神経のつなぎ目の興奮を抑えて、神経痛やしびれを軽減する優《すぐ》れた薬剤が保険で使えるようになり、しびれに対しても一定程度有効です。しかし完全にしびれが取れないことも多々あります。

私の場合でも腰椎の手術後にも両方の足裏にしびれは残っています。手術前よりはましですが、今でもしびれています。普段仕事や用事をしているときには感じないしびれですが、今こうやってしびれの話をしているとたちまち感じてしまいます。しかし、普段は感じないで暇なときやボーッとしているときだけに感じるしびれなら、無視するのが賢明です。

30歳を越えれば自分は中古車だと考える

腰痛を考える際に忘れてはならないのが老化です。20歳を過ぎれば、一人残らず老化が始まると言われています。たくましい男性でも、美しい女性でも、1年ごとに少しずつ老化していきます。中にはどうしても自分の老化を認めたくない方がおられますが、５歳年を取れば、それだけ若くなくなり、たとえば腰椎も多少は傷んできます。

もちろん、老化はまんべんなく平均的に体に生じるのではなく、人によってどの部分が老化してくるかに差があります。腰痛の原因で老化が関係する変形性脊椎症や椎間板ヘルニアやすべり症、腰部《ようぶ》脊柱《せきちゅう》管《かん》狭窄《きょうさく》症《しょう》などであれば、ある意味仕方がないとあきらめるしかないのです。

どのような高価なスポーツカーでも５年経てば新車の時と違ってきます。タイヤがすり減り、きしみ音があり、ライトが切れたり、あちらこちらに少しずつ故障が生じます。でも少しずつ古くなった車でもメンテナンスをきっちりしていれば、新車の時のように時速１００キロで３時間ぶっ飛ばすことができなくても、時速50キロで１時間なら十分走れます。新車の時のように無理がきかないだけです。

体も同じことです。新車ではなく、中古車なのだと自覚し、日々のメンテナンスを怠らず、無理をしなければ、長い間でも問題なく使えます。自分は新車ではない、という自覚が大切なのです。

誰でも背中が曲がってくる

腰にかかわる老化現象の一つとして、背中が曲がることがあります。これは、骨粗鬆症《こつそしょう》などが基礎にあって、脊椎の圧迫骨折が一カ所ないし数カ所に生じたり、椎間板がへしゃげるために生じるのです。

私の著書『曲がる腰にもワケがある』で詳しく書いたように、ある意味では、背中が曲がるという現象は、背骨を通る神経の通り道を広げるための、理にかなった体の防御反応といえるかもしれません。

しかし、あまり背中が曲がると、上半身を後ろから支える脊柱起立筋などが疲労しやすくなります。また、肺や胃などを圧迫して、肺活量が低下したり、逆流性食道炎などを生じることがあります。すぐに息切れしたり、食事をすると胸やけがする、胃がつかえるなどの症状が出ることがあります。

腰は少し前方へ曲げた方が楽になるため、どうしても徐々に曲がってきます。急性腰痛症の時や腰部脊柱管狭窄症の場合などは、むしろ腰を前にかがめるように指導するくらいです。

背中が曲がりすぎるのを予防するためには、毎日軽く背筋を伸ばす体操をするのがよいでしょう。

もしも骨粗鬆症があれば、主治医の判断で、その人に合った適切な治療をします。

状況にあわせた工夫が大事

腰痛を診てもらった医師に、あまり重いものを持たないようにと言われても、重いものを持つ仕事の場合、職場や職種を替えることは簡単ではありません。加えて、若いときは問題なくても、年齢とともに仕事が腰に負担になってくることがあります。

その場合、若いときよりも普段の行動を意識して、たとえば仕事の合間に一瞬少しでも休む、ストレッチをして体をほぐすことなどを心がけることが重要になります。痛みが強ければコルセットを着けることも考えましょう。そして、普段から腹筋や背筋を少しずつでも鍛えて、重いものを持つことに耐えられる体を何とか維持しましょう。それでも加齢とともに腰の持久力と耐久力は低下していきます。仕事量を上手にコントロールして、よい意味で少し体を休めつつ、どこかで上手にサボりつつ、がんばりましょう。

腰痛には恐怖と不安が強いことが多い

手首や膝など整形外科的にいろいろな部位に痛みや病気が起こりますが、特に腰痛の場合は、単に痛いと苦痛に思うだけでなく、精神的に不安になる方が多く見られます。診察していると、腰痛の患者さんは痛みと同時に不安げな顔をされて入室されることが多いと感じます。これは先述したように、腰痛が日本人の意識の中に深く刻み込まれていることや、手足のように、どちらかが痛い場合に残りがかばってくれず、腰は体の中心で一つしかないからだと思われます。

立ったり座ったり、歩いたり寝返りを打ったり、あらゆる時に痛みも生じやすく、それだけに、自分は大丈夫なんだろうか、これからも日常生活が普通に送れるのだろうか、という不安も持ちやすいのです。

再発を心配される方もかなり多い印象を受けます。腰痛で来院される患者さんに病気の原因と治療を説明すると、最後の最後に、「再発しますか?」と質問される方が少なくありません。

手の腱鞘炎《けんしょうえん》や膝関節炎の場合よりも、腰痛の場合の方が再発を心配される方が多いのです。それだけ腰痛には皆さんの関心と不安が強いのだと思います。

ですが、治ったあとに予防はすべきでしょうが、不必要に再発を恐れることはしないでおきましょう。カゼが治って再発を心配する人はいないはずです。腰痛もまた起こることはあるかもしれませんが、それはそのときに対処すればよいのです。

思いこみによる腰痛

第1章の肩こりのところでも少し説明しましたが、腰痛が思いこみによって治らないこともあるのです。この思いこみという状態はストレスやウツのような精神障害ではなくて、その人の気質かもしれません。よくいえば固く信じられることで、悪くいえば頑固だともいえます。思いこみが決して悪いことばかりでなく、それによって夢を実現できることもあります。しかし思いこみが悪い影響を与えることもあります。日本人が肩こりに悩まされるのは国民的な思いこみと私は考えていますが、腰痛も思いこみのためになかなか治らないこともあるのです。第7章で紹介する戸澤洋二氏の著書『腰痛は脳の勘違いだった』にもあるように、脳の勘違い、思いこみは他人からそれを変更させることは困難で、自分で気づいてかたくなな思いや考えを解消する必要があります。慢性腰痛に悩む方は、一度自分の思いこみが強すぎないか冷静に考えてみるとよいかもしれません。

原因不明の「非特異的腰痛」とは

整形外科で診察を受けても、レントゲン検査でも、場合によってはMRI検査をしても腰痛の原因がはっきり分からないことがよくあります。

この原因不明の腰痛を専門用語で「非特異的腰痛」と呼び、慢性腰痛の85％を占めるとも言われています。

しかし私の経験から言うと、重症の腰痛患者さんが集まる大学病院でなければ、原因不明の腰痛がそれほど多いとは思いません。

たしかに、レントゲン検査で老化以外に骨の異常がみられない場合がしばしばありますが、患者さんから問診で痛みのきっかけや歴史を聞き、丁寧に診察すれば、たとえば、筋肉、椎間関節、椎間板、坐骨《ざこつ》神経などのどれが原因か、ある程度診断可能です。

画像などで原因が特定できない腰痛に対する私の鑑別法では、腰の左右あるいは片方の一点か、おしりに痛みがあり、体を前へ曲げても痛くないが、逆にそらすと痛い場合は、主に椎間関節性の腰痛を疑います。

腰の上下に沿って痛みがあり、腰を前へ曲げてもそっても、両方とも痛い時は筋肉性、そして前へ曲げた時だけ痛い腰痛は、椎間板性と区別します。

これらの腰痛の治療法はほとんど同じでよく、完璧に診断が正しくなくても、治療をどんどん進めていけばよいのです。

消炎鎮痛剤の湿布や飲み薬を使う、上手に体操をしていく、生活の注意をする、必要ならコルセットを使う、神経痛には専用の薬を使うなど、この章で説明している一般的対応法でよいのです。

ですから、私の急性と慢性に分類する方法が、分かりやすく治りやすいと思います。

ポジティブさ＋多少の努力

腰痛の患者さんに「じっと同じ姿勢をしないように」と説明すると「じゃあ、同じ姿勢をしたらいけないんですね」と聞き返されるときがあります。私は「いけないというより、しない方が得だと考えてください」と説明します。

同じように「ストレッチや体操をしてください」と説明すると「体操しなければならないのですね」と聞き返されるときがあります。私は「体操をした方がよい、と考えてください」と説明します。

なになにしてはいけないとか、なになにしないといけないと考えずに、それをしない方が得、した方が得、というようにポジティブに考えた方が、腰痛を治すときにより効果的だと考えています。

同じように、「私の腰痛はもう治らない」とあきらめないで、「治すぞ」という気持ちを持つことも大事です。

すでに述べたとおり、腰痛は年齢とともにある程度はあり得るものだと納得することも大切です。が、納得とあきらめは大きく異なります。腰痛を受け入れつつも、しかし治すためには、多少の努力をする決意が必要です。

痛み止めの薬や湿布を使うだけではなかなか腰痛は治らないことが多いのも事実です。

ではどうすればよいか?

生活リズムを考え直す、仕事の環境を改善してみる、ストレスをできるだけ減らす、ストレッチや体操をこまめに行う、気楽に考える、など、腰痛の要因と考えられそうないろいろな要素を、一つずつ、少しずつ、減らしていくのが大切なのです。

納得した後に自信と勇気を持つ

序章でも説明したように、腰痛の原因が捻挫や炎症ならそう認識し、すべり症や脊柱管狭窄症ならなったものは仕方がないと考え、足の麻痺が生じれば上手な先生に手術を受ければよいのだと思い、それまでは普通か、少しペースダウンして暮らせばよい、と納得することが大切です。

さらに、腰痛に対しては、どうしても必要以上に不安や恐怖を持たれる方が多く、そういう方には自信と勇気が大切です。ガンや大動脈解離などの重大な原因でなければ死ぬ病気ではないし、寿命に影響することもありません。腰痛で寝込むことはあっても、ずっとは続きません。動けないほど痛いことはありますが、その痛みも数日で和らいできます。

ところが、その痛みの記憶が、腰痛に対する恐怖につながるのです。

急性の腰痛なら、たとえば「捻挫した」と考えてみてください。足首を捻挫したことのある方は多いと思いますが、しばらくは痛くて歩くのも大変です。しかし痛いと思っても恐怖に思うことはないはずです。慢性腰痛の場合でも、ストレッチや湿布や痛み止めを使いつつ、気を紛らわせる何かの工夫をしながら上手に付き合うことが大事です。その時、腰痛に対する勇気が必要になります。

完治という目標はストレスになりやすい

腰痛は完治しにくい病気です。もちろん、病気の治療は全快をめざすのですが、必ずしも完全に治らない病気も多々あるのです。むしろ、完治しない病気の方が多いでしょう。喘息《ぜんそく》も糖尿病も高脂血症も完治しないため、ライフスタイルを健康的にしながら、薬を使い続ける必要があります。

腰の場合も、急性の腰痛ならば完全に治ることもありますが、年齢的な変化が原因にからむ腰痛の場合は完治しないことが多いのです。そのような腰痛に対して完治したい、完治するはずだと思うと、強いストレスになり、ある程度治るものも、かえって治りにくくなります。

白髪を黒髪に戻したい、と四苦八苦しても無駄なだけです。目標を高くに置き過ぎず、日常的にあまり無理なく続けられる範囲の目標から始めましょう。

一度はレントゲン検査を受けてみる

患者さんでレントゲン検査をあまり受けたがらない方がしばしばおられます。レントゲン検査で使用するのはX線であり、微量な放射線なのですが、たしかにX線もなるべく浴びない方が健康のためにはよいでしょう。

しかし、腰痛の時にレントゲン検査で分かることもたくさんあります。レントゲン検査をしてみたら、あっという病気が見つかることもあります。骨折があったり、ガンの転移があったり、すべり症があったり、たまには整形外科以外の病気、たとえば胆石や腎臓結石、子宮筋腫の石灰化などが見つかることもあります、

やはり腰痛が続くときには一度は整形外科でレントゲン検査を受けた方がよいと思います。CT検査もX線を使いますが、CT検査に比べればレントゲン検査ではるかにX線の線量が少ないので、妊娠中以外であればレントゲン検査を受け、ガンのような大きな問題がないかどうかを知るのが大切です。

柔らかい組織を調べるのに適したMRI検査

MRI検査は磁気を使って体の内部を検査するので、レントゲン検査やCT検査などのようにX線は使用しません。

レントゲン検査やCT検査は骨の様子を調べるのに適していますが、MRI検査は神経

や椎間板や筋肉などの骨以外の柔らかい組織を調べるのに適しています。腰痛が続く場合は整形外科で診察後にまずはレントゲン検査を行い、必要があればＭＲＩ検査を行います。腰痛が慢性化してなかなか治らないときにはレントゲン検査に加えてＭＲＩ検査も一度受けておいた方がよいと思います。

寝返りはとても大切な運動

毎日使う寝具についても、必要以上に気にする方が多いようです。

私の友人に寝具を製造している会社経営者がいて、腰痛に効果的な布団や寝具を商品開発したいと相談されたことがあります。そのために私もいろいろ調べたところ、結論としては、腰痛一般にどの布団、どのような寝具がよいかは一概に言えない、ということが分かりました。

人それぞれの年齢や状態や腰痛の種類によって、布団やマットの柔らかさ、硬さなど、どれが適切かはさまざまなのです。

上向きで寝る時に重いお尻が沈み込むと腰をそらせた形になり、腰痛が生じやすいので、硬い布団、マットが勧められています。しかし、この通説も状況によりまちまちです。

私がその友人にアドバイスできたのは、寝返りがしやすい寝具が一番よいだろう、ということでした。寝返りはとても大切な運動です。寝返りが自分でできない脊髄損傷の患者さんでは、数時間同じ姿勢で寝ているだけで床ずれを起こしてしまいます。皮膚や皮下が圧迫されて血行障害を起こすからです。

それだけでなく、動かずに寝ていると筋肉や関節がこわばります。そのため、レム睡眠という、体は寝ていても脳が活動している時間に寝返りで自然に体をほぐしているのです。朝起きがけに腰痛や膝痛が起こりやすいのは、夜に筋肉や関節が固くなっているところで、急に動かすことによります。

寝ている間に自然に寝返りがしやすい寝具ならば、腰痛にもよいのではないかと思っています。

畳に布団よりもベッドの方が腰にやさしい

畳は日本の大切な一つの文化伝統です。湿気の多い気候に適した生活の知恵ともいえます。

しかし、腰痛がある人の場合、日常生活で畳の上で寝起きしたり食事をするよりは、ベッドに寝起きして椅子に座って食事する方がはるかに楽です。

床から立ったり、床に座ったりするよりも、30センチあるいは50センチ高い位置から立ったり座ったりする方がエネルギーの消費がはるかに少なく、また関節や筋肉の消耗も少なくなります。

常々思っているのですが、布団の上げ下げだけでもとても大変なことです。布団が好きであればベッドの上に敷けばよいでしょう。畳の上にでもベッドは置けます。現に私がクリニックの近くに借りているマンションには和室が一室ありますが、そこにベッドを置いて寝泊まりしています。

普段から気をつけたい予防の姿勢

立っている時の姿勢ですが、一般的に腰痛は上半身を前へかがめると楽になり、反対に後ろにそると痛みが増す傾向にあります。長い時間立つ時に、いわゆる「気をつけ」の姿勢で腰をそったままにすると、腰痛や足の痛みが強くなる可能性があるのです。

反対にどちらかの足を前に出し、いわゆる「休め」の姿勢で立っていると、腰椎のそりが少なくなり腰痛や足の痛みが軽くなります。ＪＲ西日本の快速電車や新快速電車の入口

日常生活での腰痛予防の姿勢の例

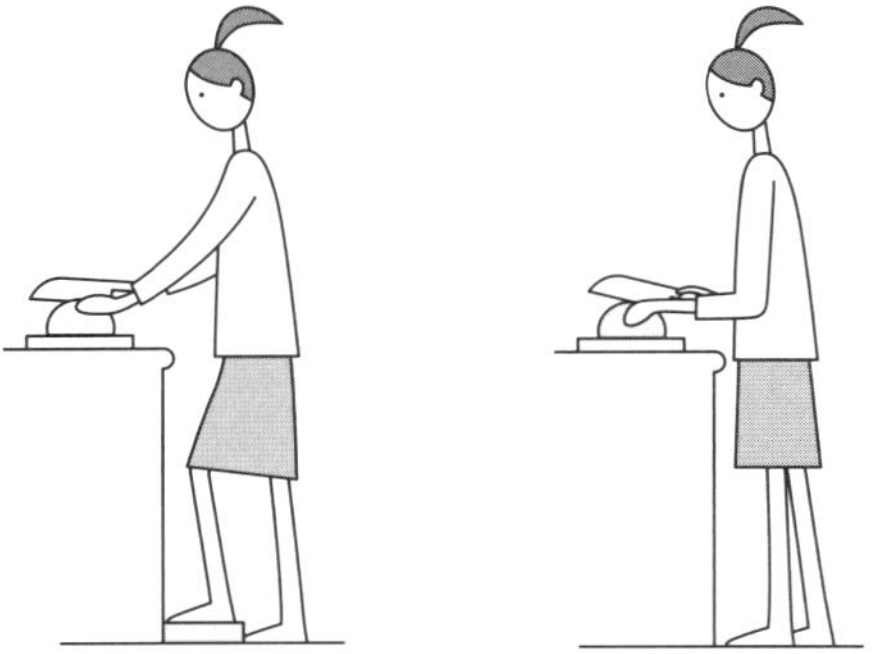

炊事など立っている時は、高さ5～10センチほどの台に片足をのせ、時々左右の足を置き換える。台がない場合は、左右の足を前後に少しずらす。

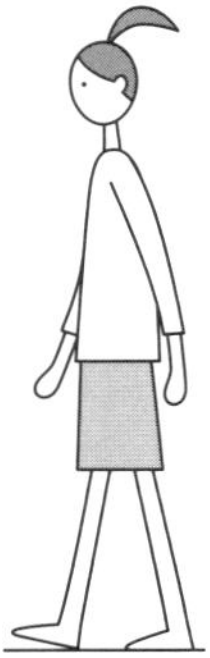

ひざをのばし、かかとを先に着地させて歩く。

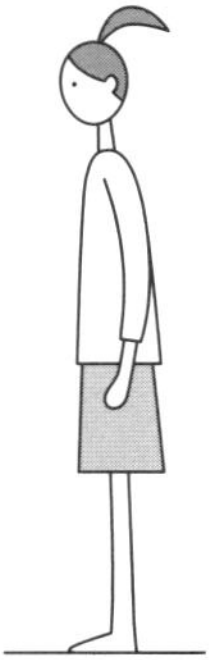

あごを引き、おなかを軽く引き締めて立つ。

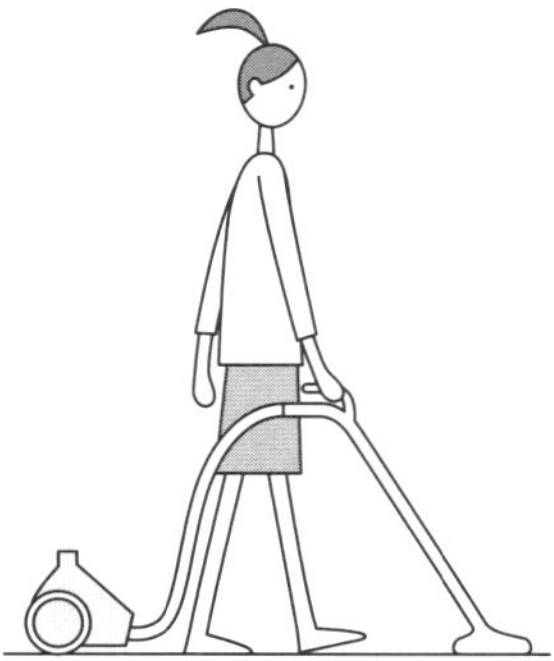

掃除機かけは前かがみにならない。

横の座席にある背もたれには、腰のあたりに少し出っ張りがあります。ここにもたれる時に、おしりを出っ張りに軽く乗せ、少し膝を曲げて立つと、腰椎のそりが減って楽になる人間工学の考えによっています。満員電車の中でつり革につかまって立つ時も、バランスを取るために左右に足を広げるよりは前後に広げる方が腰には楽な姿勢になります。

寝る時の注意ですが、立つ時と同じような意味で、仰向けにまっすぐ寝るとおしりが沈み込んで腰椎がそる形になり、神経根や関節や靱帯を圧迫して腰痛が増すことがあります。斜め上向きか横向きになり腰と膝を軽く曲げた格好で寝るのが一番楽です。仰向けに寝たい時は、膝の下に柔らかいものを入れて膝を軽く曲げるよ

寝るときの腰痛予防の姿勢

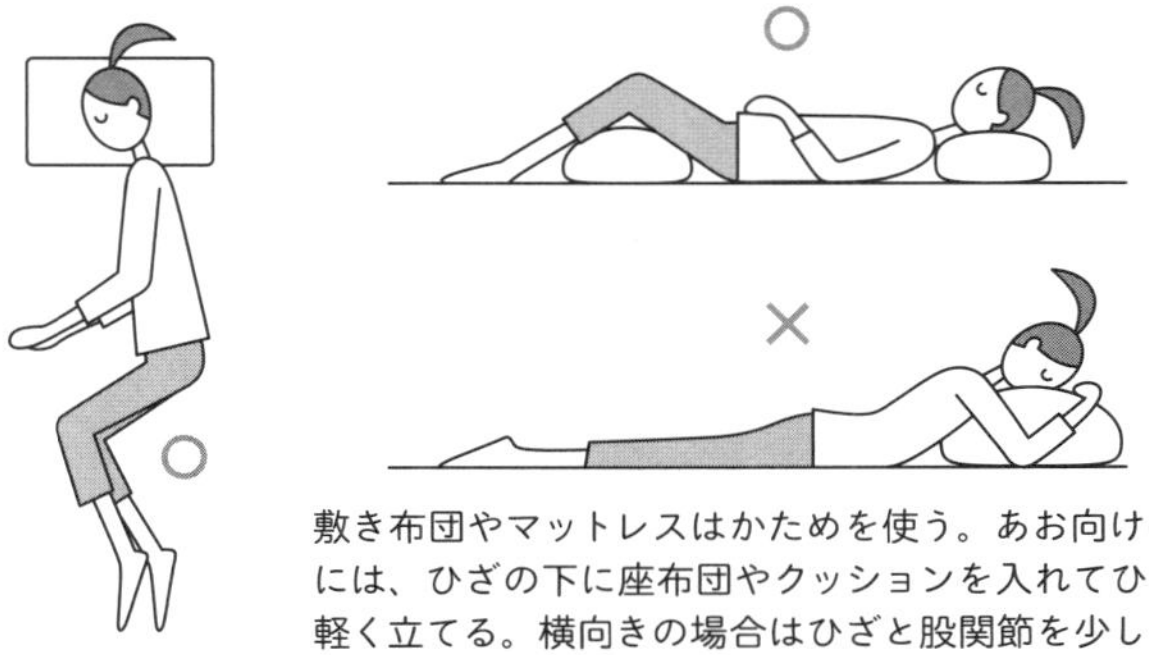

敷き布団やマットレスはかためを使う。あお向けの際には、ひざの下に座布団やクッションを入れてひざを軽く立てる。横向きの場合はひざと股関節を少し曲げる。うつ伏せは腰に負担がかかるのでなるべく避ける。

うにすると楽に寝ることができます。

体操は腰痛の予防と治療に不可欠

体操も腰痛の予防と治療に欠かせません。でも、体操をしましょう、と勧めると「体操しかやることはないのですか?」と聞き返してくる患者さんがいます。そういう患者さんには、ストレッチや体操は、腰痛の予防と治療に基本的に必要で、一番重要なことなので、それしかないのかなどと言わずに、とにかく気楽に始めることが大切だと説明します。思いついたときに、数十秒でもよいのです。とにかく、明日ではなく今から、毎日無理のない範囲で行うようにしましょう。

ストレッチや体操をすることに変なこだわりを持たず、また、効果ばかりを期待せずに素直に実行すれば、きっとそのうちよい結果を生むと思います。

決定的に正しい腰痛体操はない

腰痛のための体操ですが、腰痛に効くという体操が、世界中で百種類近くあるそうです。逆に言えば、「絶対にこれが正しい」という体操は存在しないということです。また、体操には、関節の動く範囲を広げる体操、筋力を強くする体操、こりをほぐす体操ないろいろな種類があります。

それぞれの体操の効果や適性は、病気やケガの種類や程度、回復時期にもよりますし、患者さんの状況にもよります。日本人はＮＨＫラジオ体操が好きですが、それだけにこだわるのも腰痛にとってよいとは限りません。

とにかく、あまりいっぺんにいろいろな体操を試すのではなく、自分の体に合った体操を少しずつやりすぎない程度に、しかし毎日着実に、気楽にすることだと思います。「継続は力なり」です。

まずは、体や腰をほぐす気持ちが大切です。一番簡単な方法は、座って両手を頭の上に伸ばし体を左右前後に軽く動かす体操です。あくびや背伸びの要領でよいと思います。

さらに腹筋や背筋を鍛えることにより、筋肉がコルセットの代わりになり腰痛の予防や治療に重要な役割を果たしてくれます。特に腹筋が大切です。しかし、腹筋を鍛えるために、度が過ぎる運動や体操をするとかえって筋肉を傷めることがあります。

たとえば、１日30分程度の軽いウォーキングが自然に腹筋や背筋などをバランスよく鍛える一番よい方法です。

椅子に座ってできる簡単な腰痛体操

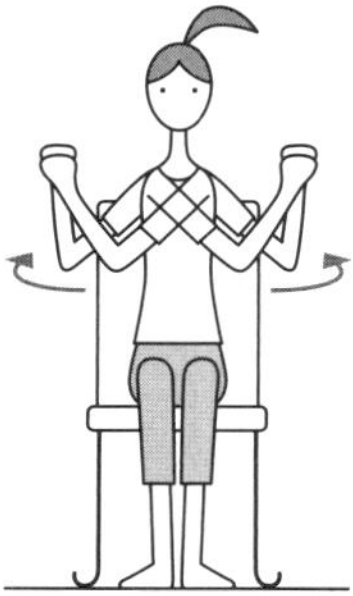

両手を胸の前で組み、左右に無理なくゆっくりひねる。

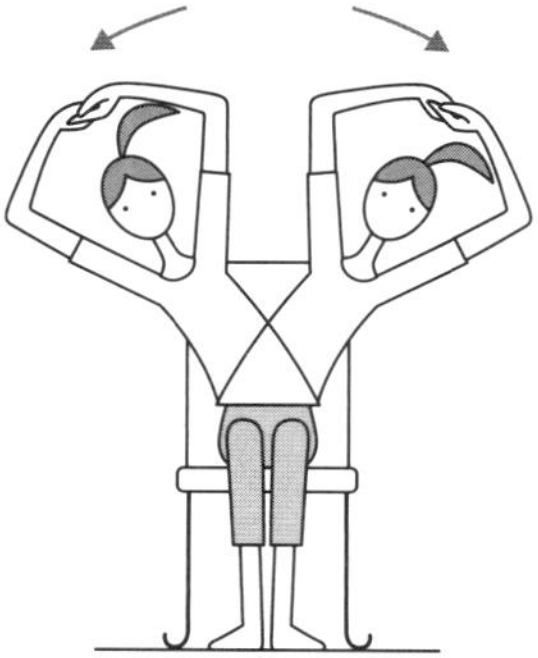

両手を組んでそらせて無理なく背伸びをし、左右にゆっくり体を曲げる。

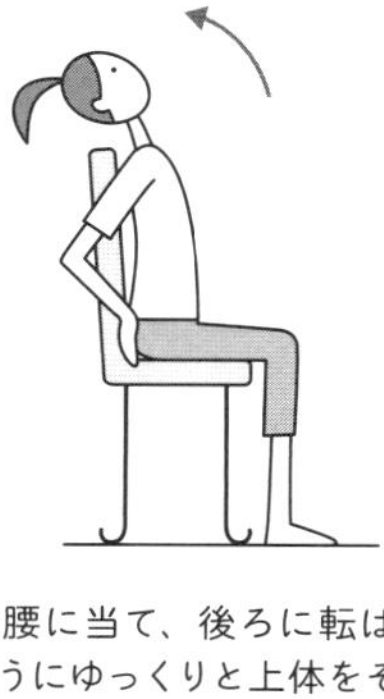

手を腰に当て、後ろに転ばないようにゆっくりと上体をそらし、元の位置にゆっくりと戻す。

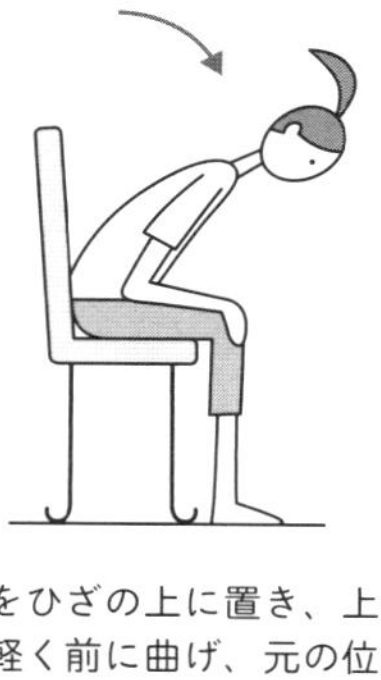

両手をひざの上に置き、上半身を軽く前に曲げ、元の位置にゆっくり戻す。

一番よい運動は30分ほどのウォーキング

全身の運動として一番基本で簡単なのはウォーキングです。ゆっくり歩くか速く歩くかは、その人の年齢や体の状態、あるいは天候などさまざまな条件で決まります。

ただ、多くの医療や健康に関する機関が、目安として、1日約30分程度のウォーキング（散歩）を推奨しています。時間で決めているのは、歩数で決めると、どうしても無理をしてしまう人がいるからです。

多くの人は、1万歩という数字にこだわりがちです。分かりやすく、切りのよい数字だからだと思いますが、体調が悪い日でも、

筋力をつけるためのウォーキング

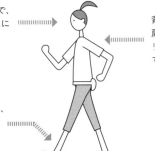

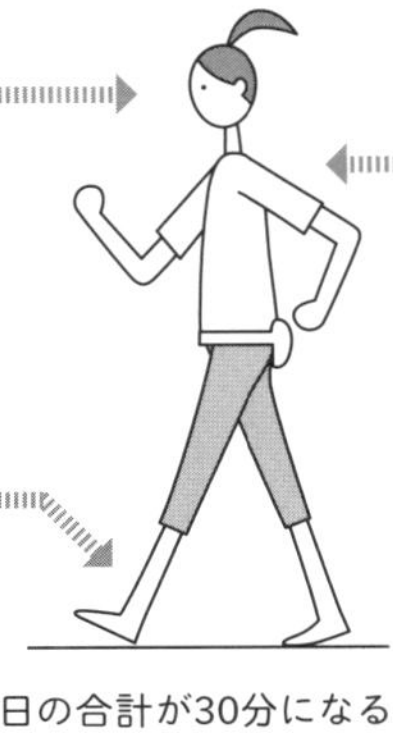

無理のないペースで、自分の呼吸のペースに合わせて歩く。
背筋を伸ばし、肩の力を抜いてリラックスさせて歩く。
かかとから着地し、つま先の方に体重を移動させるイメージで歩く。

とにかく無理をせず、1日の合計が30分になる程度を目標にする。体調や気候により時々休んでもかまわないので、長く続けることが大事。

9千歩までできたのだからあと千歩で1万歩だ、と無理をするのは逆効果です。歩数にこだわらずに時間で決めれば、体調が万全でないときや天気が悪いときにも有効です。ゆっくり歩けば30分はすぐに経ちます。調子がよければ早歩きがさらに有効です。軽く息切れする程度です。無理のない程度に、継続してウォーキングしましょう。

ただし、膝の関節や股関節に病気のある方は、歩き過ぎるとかえって痛みが強くなったり、関節の軟骨がすり減る原因にもなりますので、水中ウォーキングの方がより安全です。

泳ぐならクロールか背泳ぎで

では、プールはどうなのか。

股関節や膝関節の悪い方が、関節に負担をかけないようにプールで歩いて筋力をつけることはとてもよいことです。麻痺のある患者さんが、ぬるめのお湯の中でリハビリすることもとても有効です。整形外科医が、プールでの歩行運動をお勧めすることはよくあります。

しかし、必ずしも自由に泳ぐことを勧めてはいません。73〜74頁でも説明しましたが、腰は後ろへそる体操を必要とするものの、そったままの姿勢を保つと腰痛を起こしやすいのです。平泳ぎやバタフライは腰をそらせた姿勢で泳ぎます。このため、腰痛のある患者さんが泳ぐのが好きな場合はクロールや背泳ぎを勧めています。

でも、無理に泳ぐ必要はありません。水泳は足の筋力よりも腕の筋力をより多く使います。心肺機能を強化するために泳ぐことはよいとしても、人間は基本が歩く動物なので、一番推奨される運動は、やはり地上を歩くことです。健康のため、好きでもないのに泳ぎを始める必要はありません。

また、水に浸かりすぎて体を冷やさないようにしましょう。水中歩行は水泳ほど体が運動で温まらないので、20〜30分ごとに、ジャグジーやシャワーのお湯で体を温めてください。

リハビリと運動療法

体操やストレッチが単に体や関節や筋肉を動かしたり伸ばしたりするという意味に対して、一般的な日本語訳のない「リハビリテーション」、略して「リハビリ」とは、本来、障害の生じた機能を回復するだけではなく、精神的にも元の状態に回復する、自信も回復するという深い意味を持つ言葉です。

腰痛の治療には、そのリハビリも欠かせません。整形外科では、きちんとリハビリをしない患者さんがしばしば見られますが、リハビリは機能を回復するためにとても大切です。リハビリを甘く見ていると、運動機能の回復が遅れ、強い痛みが残りやすくなります。

骨折後、半年から1年を経過しているのに、手や足が痛くて日常生活に不便な方が時々来院されます。レントゲンで診断すると、骨折は治癒しているのに骨や筋肉の萎縮が強く、痛みに過敏な状態が続いていたりします。これは、リハビリがうまくできていなかったことが原因である場合が多いのです。

リハビリはとても大切です。筋力を増やし、関節の動きをよくし、そして痛みを和らげるためには、温めるだけでなく、医師や理学療法士の指導に沿って、少しずつでも動かすようにしましょう。

痛い方向へ動かすのがリハビリ

リハビリに大切なのが、痛い方向へ動かすことです。

五十肩の患者さんに、「痛い方向へ肩を動かす体操をしてください」と説明すると、「痛いのに動かしてもよいのですか」と不安そうに聞かれることがよくあります。

たしかに、わざわざ痛い方向へ動かすのは怖いし不安だと思うのですが、そのまま動かしやすい方向にばかり動かしていると、いつまでも痛い方に動かせないままになります。

いきなり無理をすると炎症を起こしたりして逆効果ですが、医師や理学療法士の指導に従い、痛い方向、苦手な方向に適度に動かせば、1週間から1カ月後には、始める前よりも痛い方向に動かすことができるようになります。

肘《ひじ》関節が固くなった場合のリハビリはなかなか難しいものなのですが、たとえば1日に曲げる角度が2度改善され、寝ている間に1度元に戻るとすれば、30日後には30度曲がるようになる計算です。毎日、二歩進んで一歩下がるわけです。

リハビリはすぐには効果が出にくいため、退屈でつらいものですが、毎日着実に行えばきっとよくなる、と希望を持って頑張ってください。

とにかく、苦手な方向、痛い方向に動かすことが、リハビリにはとても大切です。

リハビリには旬がある

じつは、リハビリの指導は医師にとっても簡単なものではありません。たとえば関節の骨折をして手術をした場合、いつからリハビリとしての運動療法を開始するかは、医師にとって、とても判断が難しいところです。

折れた骨がくっつくのを待つために安静を長くしすぎると、関節がこわばって動きにくくなります。反対に、関節のこわばりを防ぐために動かすのが早すぎると、骨がくっつかないことがあります。

基本的には、骨がくっつのが最優先で、運動療法はその次の段階です。関節の骨折は特に運動療法の開始時期が難しいのですが、普通の捻挫や骨折などの運動療法にも開始のタイミングがあるのです。ケガの種類や程度によってパターンはさまざまですが、ある時期になれば運動療法を開始すべきです。そして徐々に運動量を増やしていき、最終的に、元と同じように動かすことができるようになれば理想的です。

運動療法の開始があまりにも遅いと、関節や筋肉がこわばって固まってしまい、後でいくら頑張ってリハビリをしても、それ以上動かなくなることもあります。ですから、リハビリ・運動療法には、旬の時期があり、それを見極めるのが大切なのです。腰椎の手術の後のリハビリにもそれぞれの手術に合ったリハビリの段階があるので執刀医とよく相談してください。

ほぐす、鍛える、動く範囲を増やす体操

リハビリの一環としての体操には、異なった目的に適した、それぞれのやり方があります。

たとえば固くなり、こわばった筋肉をほぐすための体操があります。これには血行をよくする意味もあります。

弱った筋力や体力を鍛える体操や、こわばった関節を元のように動くよう、動く範囲を増やすための体操もあります。痛みを軽減するための体操もあるのです。

その組み合わせ方は、患者さんの病態や状態などにより異なり、判断も難しい場合がありますので、主治医や理学療法士などと相談しながら、自分に適した体操を行ってください。

腰痛の予防やリハビリに適した体操①

筋肉をやわらかくする体操

✤注意点
- ゆっくりと行う
- 伸ばしている部分に意識を向ける
- 伸びた姿勢を20秒前後保持する
- 呼吸は止めない

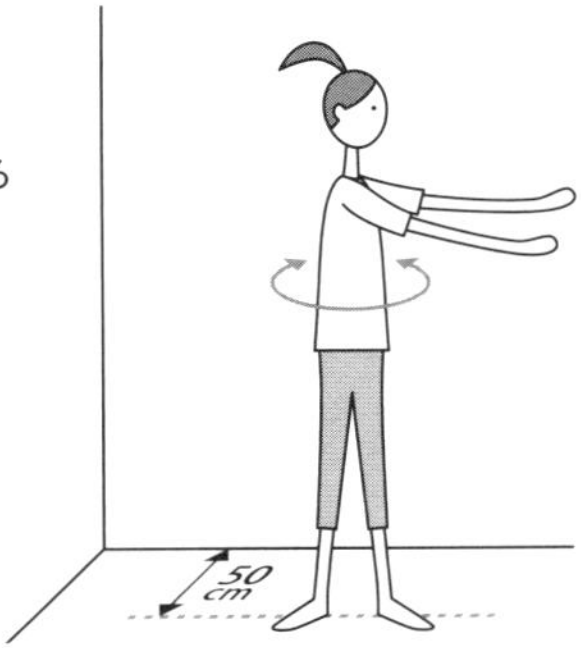

背中のストレッチ体操：壁を背にして50センチ程度離れて立つ。足を肩幅程度に開いて手を伸ばし、壁に手がつくまで、ゆっくりと体を左右にひねる。

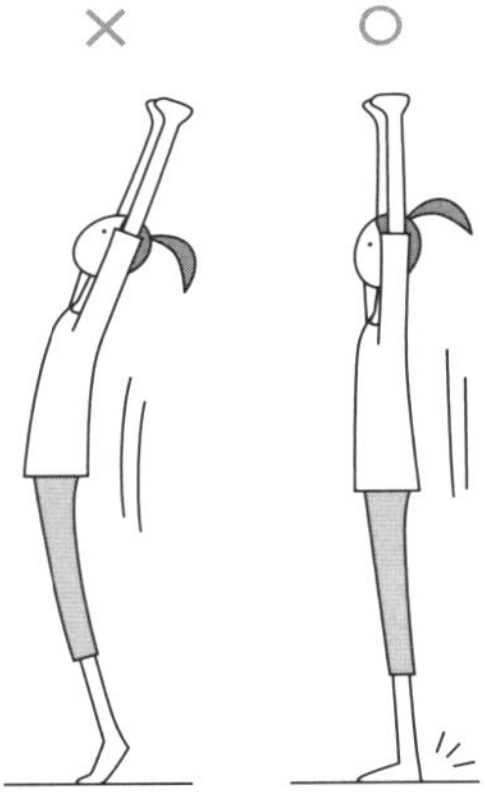

背伸び体操：足は肩幅程度に開き、かかとを上げないで上に伸びる。

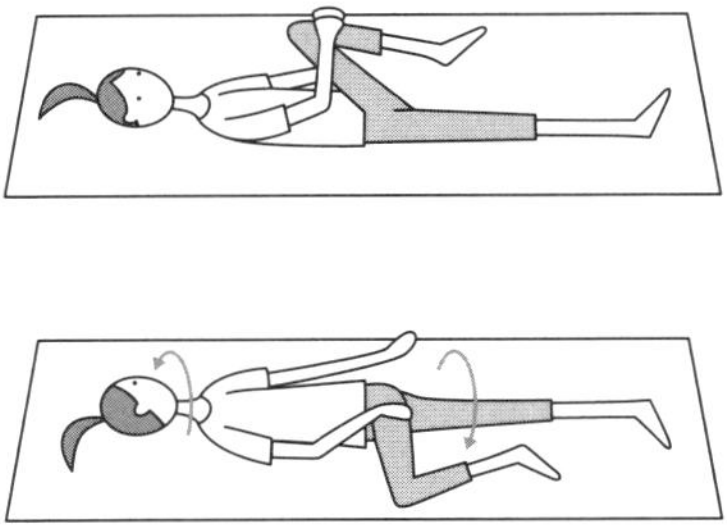

腰と尻のストレッチ体操：片方のひざを胸に引きつけ抱え、肩が浮かないようにして反対の足の側に倒す。その時、顔は腰をひねった方向と反対側に向ける。

腰痛の予防やリハビリに適した体操②

筋肉を補強する体操

✤注意点
・呼吸は止めない
・一つの運動を5 ～ 10回繰り返す

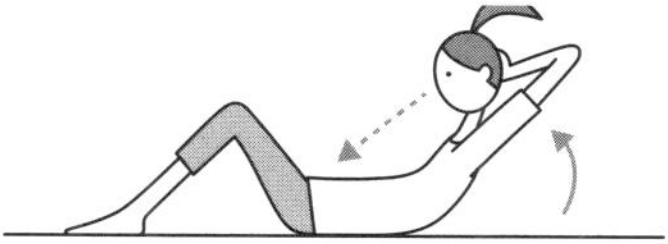

へそのぞき体操：両ひざをほぼ直角に曲げ仰向けになり、両手を頭の後ろで組んで、へそをのぞくように状態を起こす。しばらくそのままにして、ゆっくり戻す。

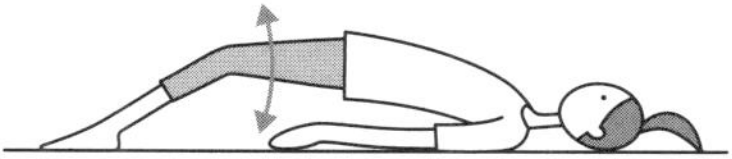

ヒップアップ体操：ひざを曲げ、あお向けの姿勢から、ゆっくりと腰の上げ下げを行う。腰をそらせすぎないよう注意。

仕事中でもできる腰痛予防体操①

立ちながらできる体操

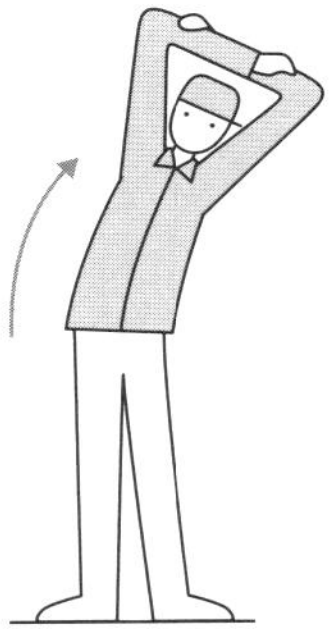

横伸ばし体操：手を頭の上にあげ、手首をつかんでひっぱりながら、体の横側を左右交互に伸ばす。

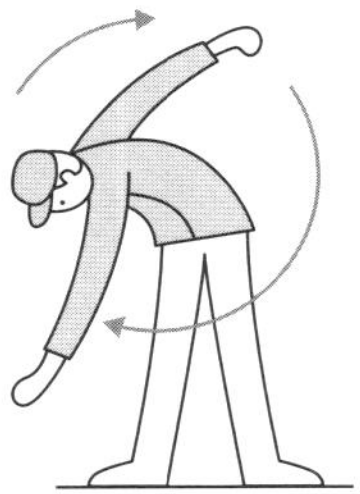

開脚ねじり体操：足を肩幅以上に開いて、体を左右にゆっくりとねじる。

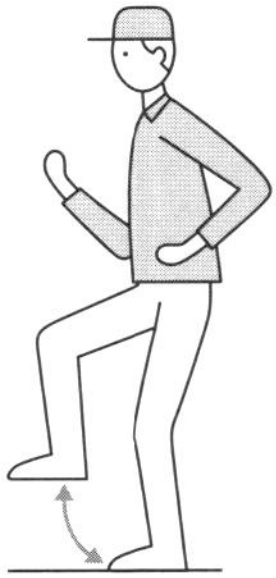

その場駆け足体操：駆け足をしている感じに、その場で左右の足を交互にあげ、手を足に合わせてに振る。

仕事中でもできる腰痛予防体操②

椅子に座ってできる体操

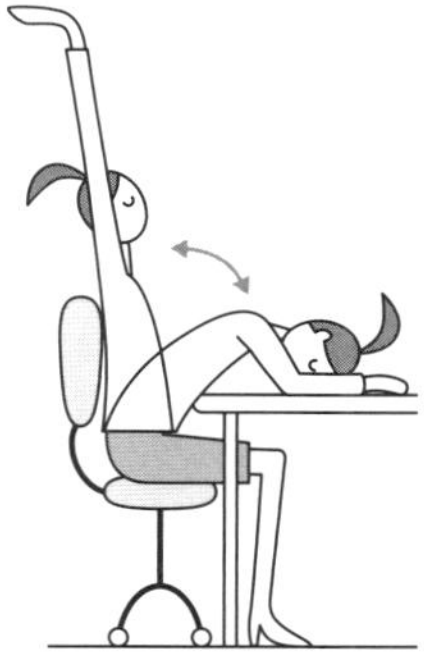

背伸び体操：デスクの上にうつぶせになり、手を上にあげながらゆっくりと背中をそらせる。

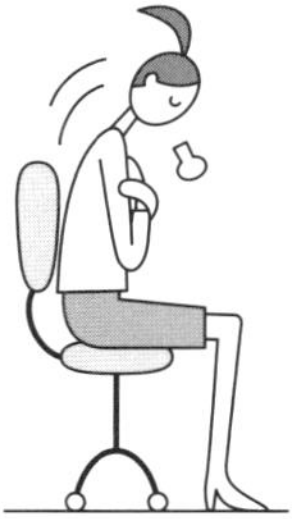

おじき体操：胸の前で手を組み、息を吐きながらゆっくりとおじぎをする。

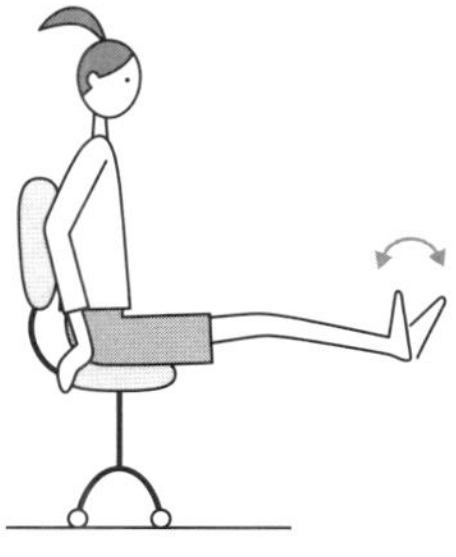

足首体操：ひざをできるだけまっすぐにのばしたまま、左右の足首を前後に曲げ伸ばしする。

上半身は下半身より弱い

体操や運動療法の大きな課題は、継続するのが難しいということです。

多くの患者さんは、体操や運動療法をなかなか継続できません。あまり楽しいものではないので、どうしても消極的になりがちです。でも、毎日少しずつでも継続することこそが肝心なのです。自分に合った体操を選び、完璧を目指さず、体調に応じて続けていくことが大切です。

一方で、中には体操や運動を必要以上にやりすぎる方もいます。体操も運動も、やりすぎはかえって筋肉の疲労や炎症、傷害をきたすので、気をつけてください。

一時期ダンベル体操が流行りましたが、人間の上半身はもともと下半身に比べて弱くなっています。その代わり、上半身は自由に動いて器用に扱えるようになっているのです。下半身を鍛えるのはとてもよいことですが、上半身は過度に鍛えようと思わない方が安全です。

もちろん、若いスポーツ選手の場合はまったく異なります。ケガの後で筋肉を鍛えるために、重りも徐々に増やしていく必要があります。客観的に判断できるトレーナーと相談しながら、運動をアップしていくのが安全で効果的でしょう。

体操のキーワードは「気楽に」

リハビリにおいては、何か楽しいことを考えたり、到達の喜びを感じたりしながら、気分を楽に盛り上げていくことが大事です。体操でも、あまり堅苦しく考えると長続きしません。

でも、用事の合間に気楽にできる体操であれば、おそらく長続きしやすいでしょう。私はいつも患者さんに、体をほぐすような体操は1回10秒くらい、1日に何回か適当に行ってください、と話しています。筋肉を鍛えるような体操は、1回2~3分を1日2~3回と、それぞれ一般に言われる体操の時間よりも目標をかなり短くしてください。

もし私自身が患者で、毎日必ず1回10分間の体操をするようにいわれても、とても長くは続かないと分かっているからです。ですから、気楽に簡単に、いつでもどこでも体操をする習慣を身につけることが大切です。

薬は病気を治す有力な道具

薬についてもひとこと説明しておきます。

薬害が時々起こるためでしょうか、薬を服用するのに慎重な患者さんがいます。たしかに不必要に薬を飲むことはよくないし、副作用も十分あり得ます。しかし、本来薬は、病気を治すためや痛みを軽減するために、多くの研究者や企業が努力と時間と経費をかけて開発したものです。一流の製薬会社なら、発売前も発売後も副作用調査を十分にしています。それでも副作用などは起こり得ますが、薬は病気を治し、健康を取り戻すための有力な道具なのです。

第二次大戦中のイギリスのチャーチル首相が、実用化されたばかりの抗生剤ペニシリンを服用して肺炎を克服し、イギリスを勝利に導いたという話は有名です（ただ実際には、チャーチルはペニシリン以外のサルファ剤で回復したようです）。明治のころまで、人間の平均寿命は50歳以下でした。原始時代から人間の平均寿命はわずかずつしか延びてきませんでした。しかし、20世紀後半から、急速に世界の先進国の平均寿命が延びています。これは水や環境などの公衆衛生や食糧事情が向上したことも大きな要因でしょうが、同時にいろいろなすばらしい薬剤が開発されて、乳幼児の感染症による死亡率が減ったことももう一つの大きな要因です。

医師は、患者さんによかれと思って薬を処方しています。副作用に対する不安や疑問があれば遠慮なく医師に相談しながら、薬は効くものだと思って服用してください。

何か副作用などがあるときはすぐに主治医に伝えてください。医師に相談するのを遠慮した結果、後で重大な障害をきたせば、患者さんにとっても医師にとっても困ったことになるので、早めの相談をお願いします。

日本独自の発展を遂げた湿布薬

腰痛の時によく使う湿布薬。その湿布薬が、世界の中で日本だけが独自に発展させてきた、服用しない外用の治療薬なのを知っていますか。私は、なかなかすぐれた薬だと思っています。日本以外では、湿布の代わりにクリームやゲルを使うことが多いのです。かぶれの副作用はありますが、胃腸障害や腎臓障害を起こさないために、胃の弱い方や高齢者の方には痛み止めの飲み薬よりも負担が少なく、腰痛の治療薬として、まずは使ってみる価値があるのです。

たかが湿布とバカにせず、炎症や痛みを軽減してくれるすぐれた薬剤だと信じて使いましょう。私がクリニックで行い論文で発表した調査でも、湿布薬の一つであるテープ剤が、急性腰痛症の痛みを2〜3日以内に2分の1から3分の1に軽減させることが分かっています。

生活の質を高める手術

腰痛と手術も切っても切れない関係で、私もその経験者です。

その手術は、手術以外のさまざまな治療をしても治らない場合や、手術をした方が患者さんにとって得な場合に選ぶ手段です。

しかし、どの段階で手術が必要か判断するのは、専門家の判断が必要です。単に痛みが激烈で長期間患っているからといって手術をすればよくなるとは限りません。基本的には足の運動麻痺や排尿・排便障害があれば手術適応ですが、それらの麻痺がなく痛みだけでも、日常生活や仕事に支障があり、原因がヘルニアや腰部脊柱管狭窄症など、はっきりしている場合には手術をした方がよい場合もあります。手術が必要かどうか、受けるかどうかは、医師によく相談してください。

脊椎の手術に関して、少なくとも大都市部であれば、腕のよい整形外科医がきっといるはずです。術後の管理やリハビリ、まれに再手術の場合なども総合的に考慮した場合、できるだけ近くの上手な医師を探し、手術をしてもらう方が得策と思います。

レーザーによる手術の適否

レーザーによる「経皮的《けいひてき》椎間板減圧術」という手術が過去の一時期、マスコミなどにも盛んに取り上げられました。私が神戸市立医療センター中央市民病院の整形外科に勤務していた時に、この技術を導入しようと、当時の部長と相談しながら、かなり勉強したことがあります。しかし、現在までのところ、いろいろ意見は分かれていますが、レーザーで治る椎間板ヘルニアの症例はある程度限られており、若い人の軽いヘルニアにのみ適応があり、その場合はレーザーをしなくても保存的に治る可能性が高い、などといわれています。結局、私の勤務病院では導入しませんでした。

最近広まりつつある手術法として脊椎内視鏡下手術法があります。私が勤務医の頃はまだ一般的ではありませんでした。最近ではトレーニングを受けた専門医が増えています。あらゆる手術にはその功罪があり、万能ではないので、詳しくは専門医にご相談ください。

執刀医の良し悪しは整形外科医に聞け

腰痛を治療する患者さん同士の口コミ医師情報は、実際に受診された患者さんの口コミならたしかな情報かもしれません。しかし外来診療に関しては有効であっても、手術に関しては患者さんには分からないことも多いのです。

世間一般で名医といわれている整形外科医が医師の間では必ずしも同じ評価であるとは限りません。テレビなどのマスコミが「神の手」とか「スーパードクター」などの特集を組みたがるために、一部の医師が取り上げられますが、手術の上手な医師は全国各地に大勢います。整形外科の手術でこの人しかできない、というような高度で特殊な手術はほとんどないと思います。

ただし、したことのない手術は腕のよい医師でもうまくはできないものです。どんな名医であっても、多少の失敗を繰り返しながら徐々に上手になっていくのであり、最初からずば抜けて上手な人などいません。どのような名手でも最初の手術は初心者です。

必ずしも症例数が多ければ上手とは言えないのも外科の難しいところです。最近でも、ある大学病院で腹腔鏡での手術で多くの患者さんが亡くなりました。内部事情は外には漏れてこないことが多く、一般患者さんには分からないことだらけです。

しかし、整形外科医同士の間の情報には、患者さんの知らない情報が回りやすいので、執刀医を選ぶときは患者さん同士の口コミよりも、自分が信頼している整形外科医の口コミを信頼してください。同じ医師でも、専門や診療科が異なれば良し悪しの情報が分かりにくくなります。整形外科の手術を受けるなら、整形外科の医師に聞いてみてください。

最後は自分で納得する

さて、この章のまとめです。この本を書く前に、参考のために腰痛関連の本を50冊ほど読んでみました。整形外科医が書いた本もあれば、民間療法の柔道整復師が書いた本、一般の患者さんが書いた本など内容もじつにさまざまです。インターネットで検索すれば、腰痛関連の本だけで軽く数百冊はリストアップされます。それだけ腰痛に悩む患者さんが多く、また治療が混乱しているのです。

もちろんこの本も、読んだからといって、腰痛がきれいになくなるわけではありません。しかし、自分に合っていると思う腰痛の本を2、3冊、そして整形外科医とそうでない人の本など違った角度の本を数冊読んでみてください。そうすれば、この本が、腰痛に悩む人に少しでも安心感を持ってもらえるように、余計な不安を抱かないで済むように書かれているのが理解してもらえるのではないかと思うのです。

整形外科医が腰痛を治し切れていないのは、まぎれもない事実だと思います。

腰痛には、簡単に治る腰痛もあればそうでない難しい腰痛もあります。整形外科医自身がもう少し腰痛の診断と治療のレベルを高めるべく反省すべき点も多々あります。

でも、やはり、民間療法よりも医師の方が治せる確率は高いと信じて疑いません。どの治療を選ぶか、あるいは併行して行うかは患者さんの自由ですが、歯切れのよい言葉や、大げさなうたい文句に惑わされないようにしてもらいたいと思っています。

そのうえで、自分が納得できる説明と治療をする整形外科医や民間療法を選びましょう。時々思いこみが強くて、私の説明に納得してもらえない患者さんがいます。それはそれで仕方ないと考えています。人それぞれ信じることは違います。どの治療を選べばよいか、いくつかの治療を試して自分の納得できる治療を選びましょう。

長編
column
コラム

労働と腰痛について

労働による腰痛の原因

日本では、労働中の疾病《しっぺい》全体のじつに6割が腰痛であり、仕事中の負傷による疾病の8割までを腰痛が占めています（パンフレット「腰痛を防ごう」中央労働災害防止協会）。

重い荷物を連続して持つ仕事、長い時間運転する人に多く、そして最近では介護の現場での腰痛が増えています。

労働災害による腰痛もそれ以外の腰痛と同じく、急に痛くなる急性腰痛と、徐々に生じてなかなか治らない慢性腰痛があります。

労働で腰痛を生じる原因としては、①**姿勢や動作の要因**として、急に体をひねる、重量物を持ち上げる・押す・引く、前かがみやそる姿勢を繰り返す、長時間同じ姿勢を続ける、があります。

次に、②**作業環境の原因**としては、寒冷職場で作業する、照明が暗い中で作業する、乗り物や機械の振動を受ける、すべりやすい床を歩く、狭い空間で不自然な姿勢のまま作業する、などがあげられます。

さらに、③**個人的原因**として、筋肉量や体格の差、身長と作業面の高さの不適合、握力・腹筋力の違い、再発などがあります。

加えて、④**心理社会的な原因**としては、職場で対人トラブルがある、過度な長時間労働・激しい疲労がある、働きがいが得られない、上司・同僚の支援が得られない、仕事の重大な責任が生じている、など、じつにさまざまな原因があるのです。

職場での環境改善

対策としては、これらの原因を一つ一つ改善していくことが必要になりますが、運送業や介護に携わる方に、重い物を持たないようにと指導すれば仕事になりません。

私は、仕事とはある意味で、体（肉体と精神）を犠牲にしてお金を得るのだと常々思ってきました。楽してお金儲けは普通できません。ある程度の体の疲労や消耗は避けられないはずです。それでも日頃から工夫をしていけば、腰痛になる予防や対応が可能になります。

職場の環境を改善することは一人では無理で、職場全体、会社全体での取り組みも大切になります。

寒い環境ならば温度を調整してもらったり防寒衣を着用する。暗いところならば明るい照明に変えてもらう。段差を減らし、すべりにくい床にする。狭いところでなるべく作業を連続していないようにする。作業台やデスク、あるいは介護者のベッドの高さを改善する。振動が多いブルドーザー、ショベルカー、フォークリフトなどの運転席では、背もたれや座面の工夫をし、適度の休憩をとりストレッチをする、などです。仕事内容と職場環境により、それぞれ違った改善策が考えられるのです。

また、すべての職場に共通することもあります。たとえ10分でも、仕事の合間にリラックスして休める休憩時間や休憩所を設けることなどがそれです。

労働形態の違いごとの注意点

以下は、中央労働災害防止協会が作成したパンフレット「腰痛を防ごう」基づいて作成した注意点です。

①重量物を取り扱う仕事

自動化・省力化を積極的に進めましょう(自動搬送装置、リフター、台車などの利用)。男性は体重の40%以下、女性は男性の60%以下、つまり女性の場合は体重の24%以下の重量におさえることが推奨されています。また、女性では30kg、継続して20kg以上の重量物を扱うことを禁じています。その他の注意点は次の通りです。

荷姿《にすがた》を工夫し、重量の表示をします。持ち上げる・押す・引く・持ち上げてひねるなどの動作が危険なので、なるべく対象物に体を近づけ、動作を最小にします。小休止や休息を適度にこまめにはさみます。長時間運転をした直後に重量物の積みおろしをせず、いったん小休止やストレッチを行ってから作業開始します。

重い物を取り扱う場合の腰痛予防

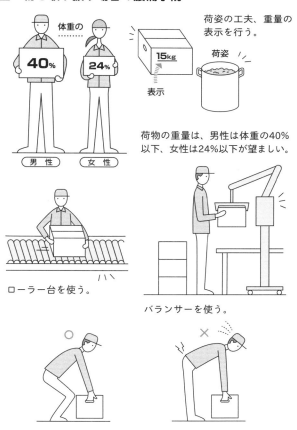

荷姿の工夫、重量の表示を行う。

荷物の重量は、男性は体重の40%以下、女性は24%以下が望ましい。

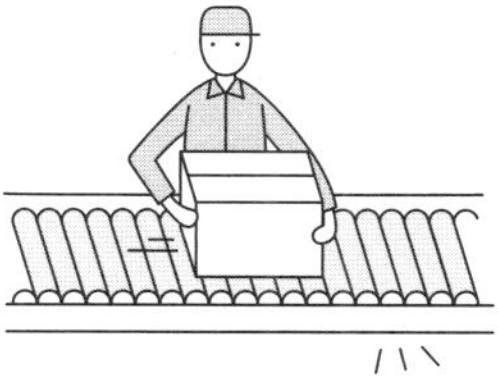

ローラー台を使う。

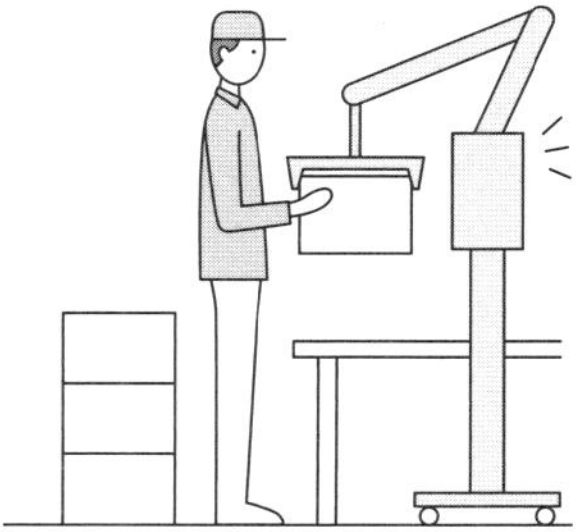

バランサーを使う。

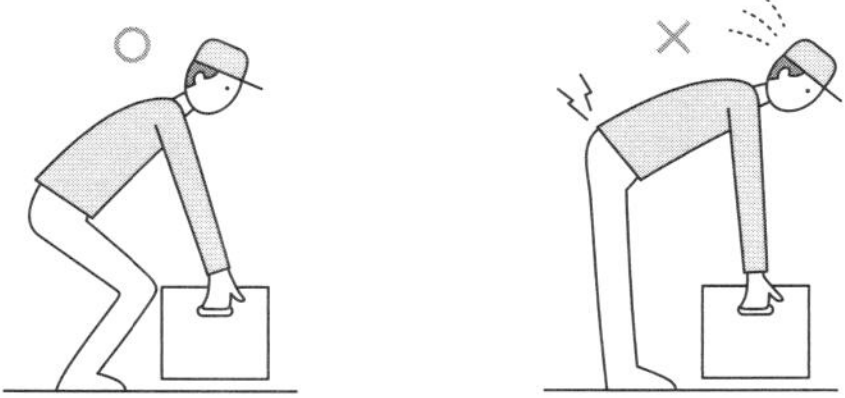

ひざを曲げ、腰を落として持ち上げる。

②立ち仕事

注意点は次の通りです。

なるべく前かがみやそりすぎる姿勢にならないように、機械や設備、作業台の配置や高さを工夫します。座ってする作業と組み合わせ、時々座って休憩できるようにします。腰当てや片足を載せる台を用意し、1

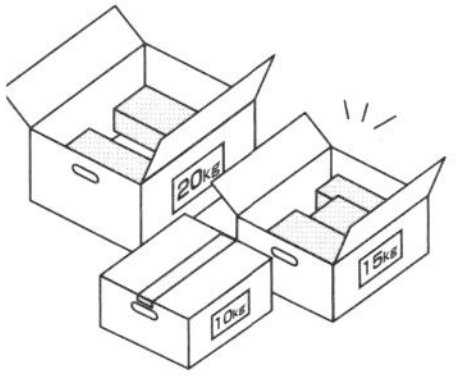

小分けにして荷物の重量を小さくしたり、取っ手をつけて持ちやすくする。

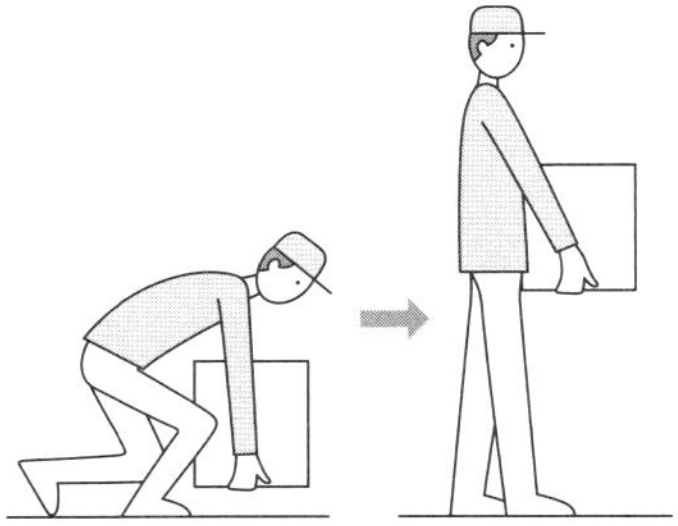

片ひざを曲げ、腰を落としてから持ち上げる。

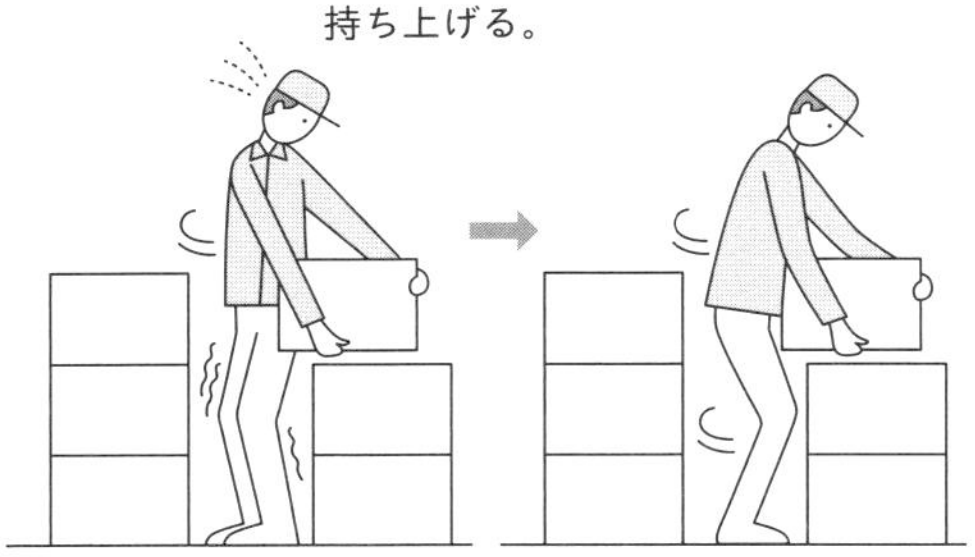

向きを変えて運ぶ際には、腕だけで向きを変えず、体ごと回して運ぶ。

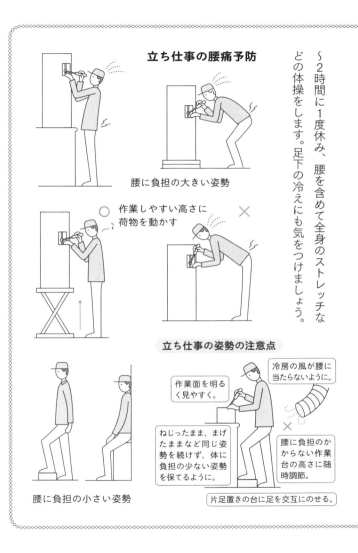

〜2時間に1度休み、腰を含めて全身のストレッチなどの体操をします。足下の冷えにも気をつけましょう。

立ち仕事の腰痛予防

立ち仕事の姿勢の注意点

③座り仕事

注意点は次の通りです。

体に合った安定した椅子を使います。机や作業台、椅子の高さや距離を下図のように調整します。足の裏が地面に届くよう椅子の高さ調整し、時々立ち上がってストレッチをします。まっすぐ机や作業台に向かうようにし、床に直接座る仕事の場合は、お尻に座布団などを敷いて腰を高くします。

座り仕事の腰痛予防

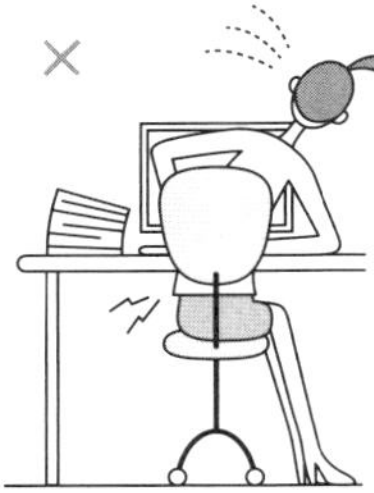

体をねじったままにしない

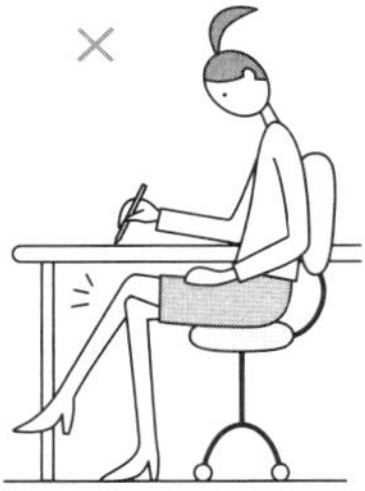

足を組んだままにしない

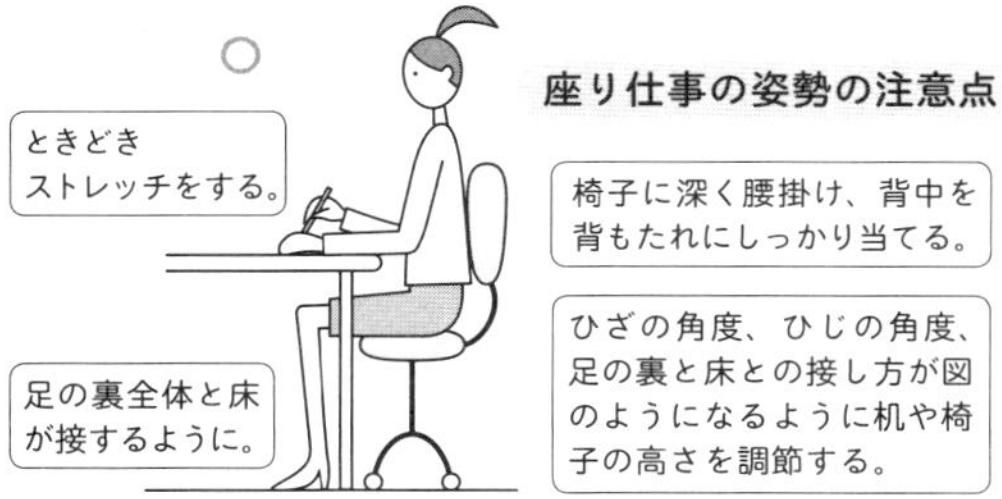
○
座り仕事の姿勢の注意点
ときどき
ストレッチをする。
椅子に深く腰掛け、背中を背もたれにしっかり当てる。
ひざの角度、ひじの角度、足の裏と床との接し方が図のようになるように机や椅子の高さを調節する。
足の裏全体と床が接するように。

④介護・看護の仕事

注意点は次の通りです。

介護対象者の体の状態に合わせた介護・看護方法をとります。福祉用具を積極的に使用し、同じ姿勢や動作を続けないようにします。中腰や不安定な姿勢での作業を減らし、小休止を増やし、ベッドから車椅子への移動、入浴の介助などで、全介助が必要な人の抱え上げは、原則として人力だけでは行わず、福祉用具を利用して行います。労働者の数は、作業の状況に応じて適正に配置し、負担の大きい業務が特定の労働者に集中しないようにします。休憩室を作り、長時間労働や夜勤で、腰への負担を感じている場合、勤務形態の見直しを行います。腰への負担の少ない介護・看護作業の仕方やストレッチの方法などの講習を行い、腰痛予防のために必要な知識の教育を定期的に行います。

相手や対象物と高さを合わせる①

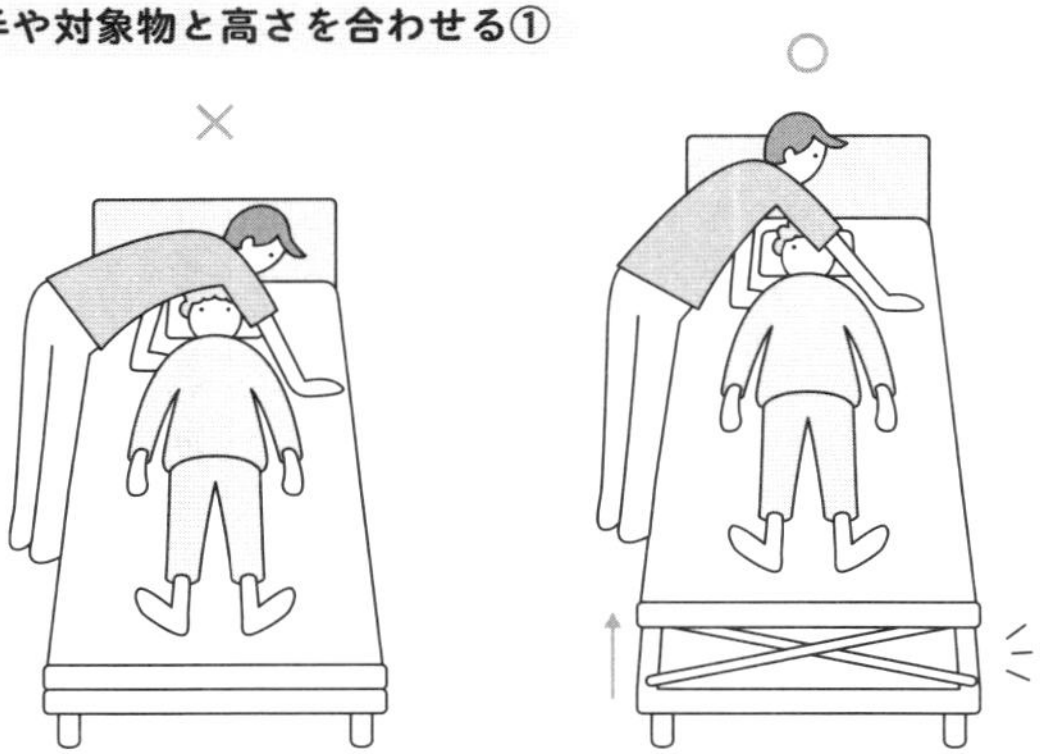

高さを調整できるベッドの場合は、腰を無理に曲げないで作業できる高さに調整する。

相手や対象物と高さを合わせる②

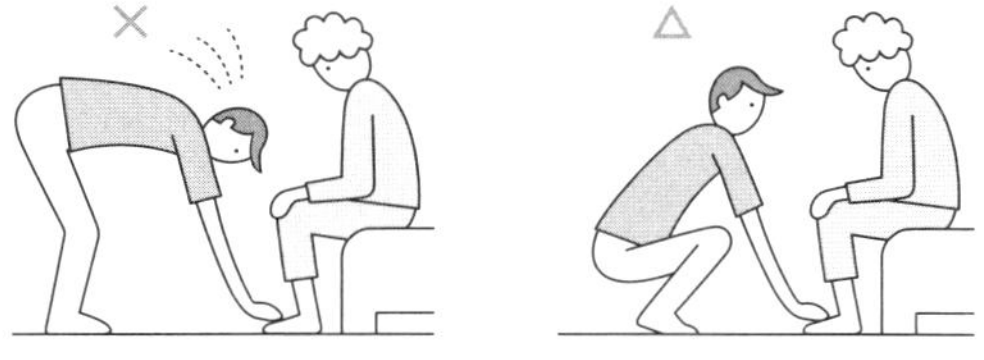

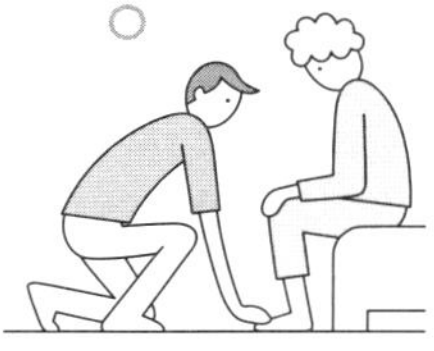

低い位置での作業は、腰を無理に曲げずにひざを床につけるか椅子に座る。

介護・看護の仕事の腰痛予防

相手や対象物に体を近づける

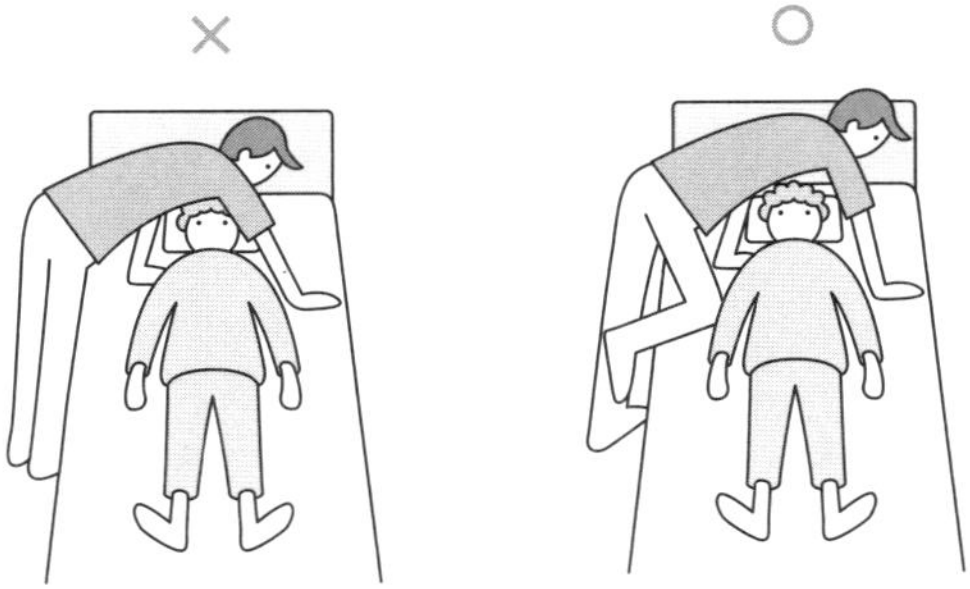

被介護者や作業対象物に体を近づけてから作業を行うことで腰への負担を軽くする。

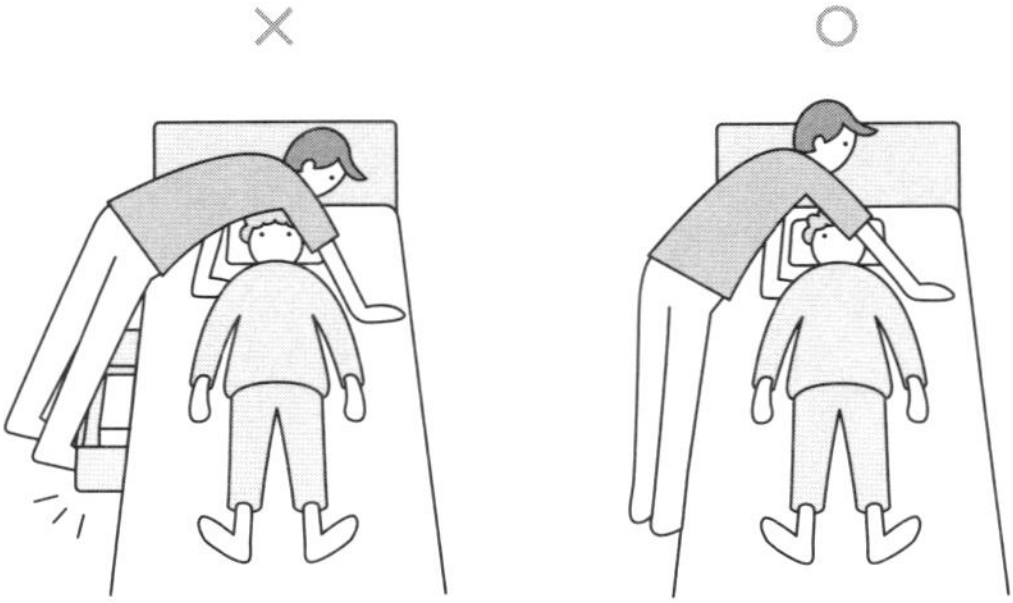

ベッドの足元に荷物があれば、先に片づけて近づきやすくする。

ひねる姿勢をなくす

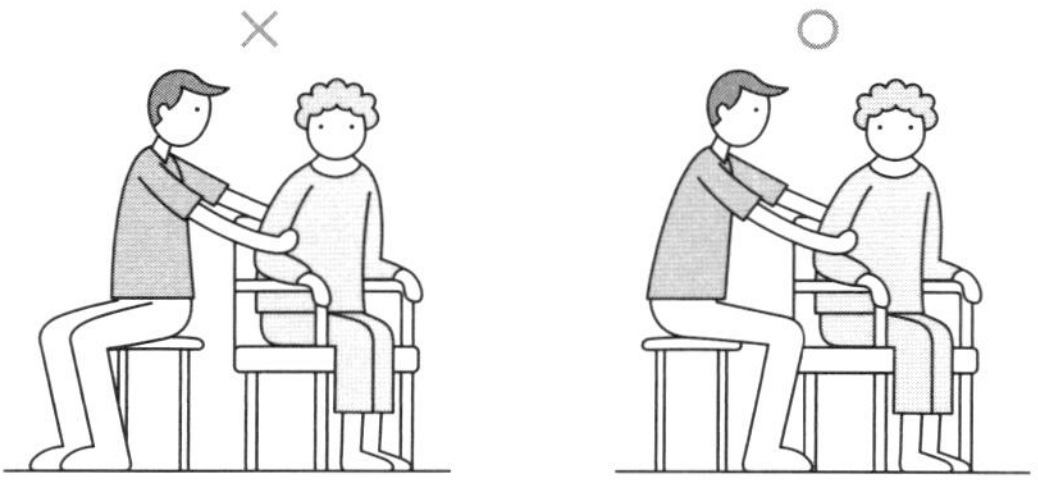

被介護者の横に並んで座らず、正面に向く姿勢をとることで腰の負担を減らす。回転式の椅子を使うことも有効。

作業スペースを確保する

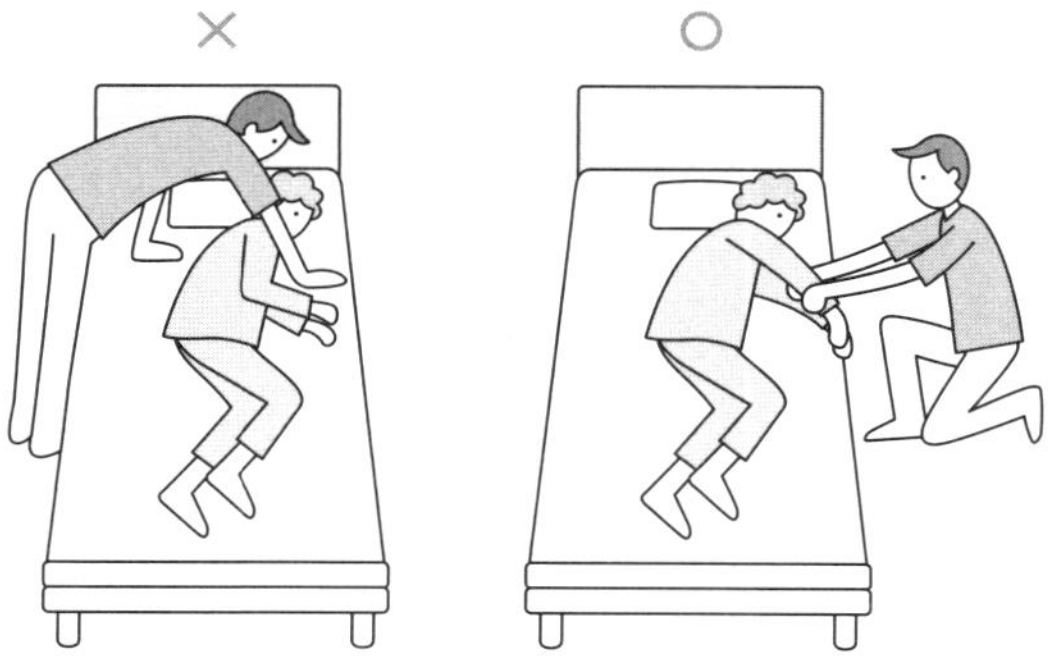

ベッドを壁に付けず、両側に作業スペースを作り、腰への負担を減らす。被介護者の周囲の整理整頓によるスペースの確保も大切。

福祉用具を活用する

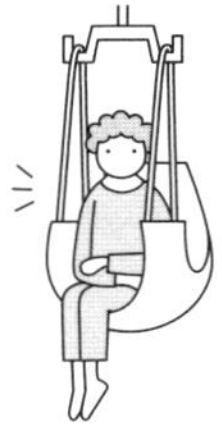

リフトを使う。リフトには移動式、設置式、レール走行式などがある。

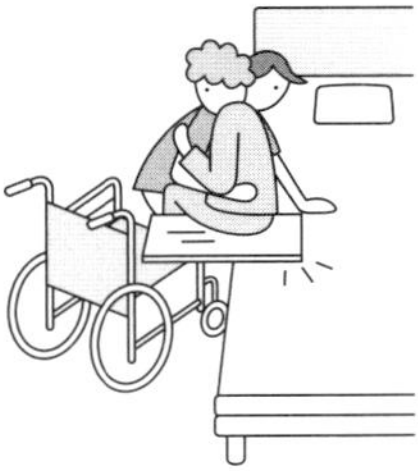

スライディングボードを使い、被介護者を楽に移動させる。

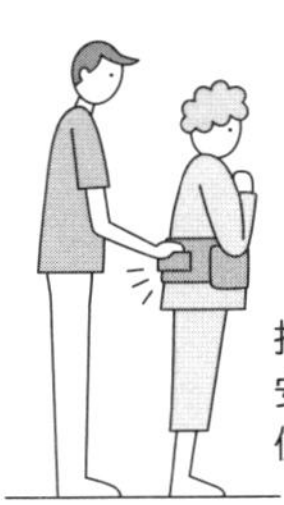

持ち手つきの安全ベルトを使う。

⑤運転の仕事

注意点は次の通りです。

座席に深く腰かけ、腰と背中をしっかり支持させて座ります。振動を軽減するクッションなどを使い、長時間の連続運転を避け、適宜、小休止・休息をとります。小休止・休息中には、背伸びや腰や足のストレッチを行います。積みおろし作業などには設備（リフター・ローラーコンベアー）を利用し、長時間運転直後には、重量物を取り扱わないようにします。フォークリフトなどの構内運転作業では、路面やレイアウトを常に改善し、動きやすい作業服、滑りにくい靴などを着用します。

運転の仕事の腰痛予防

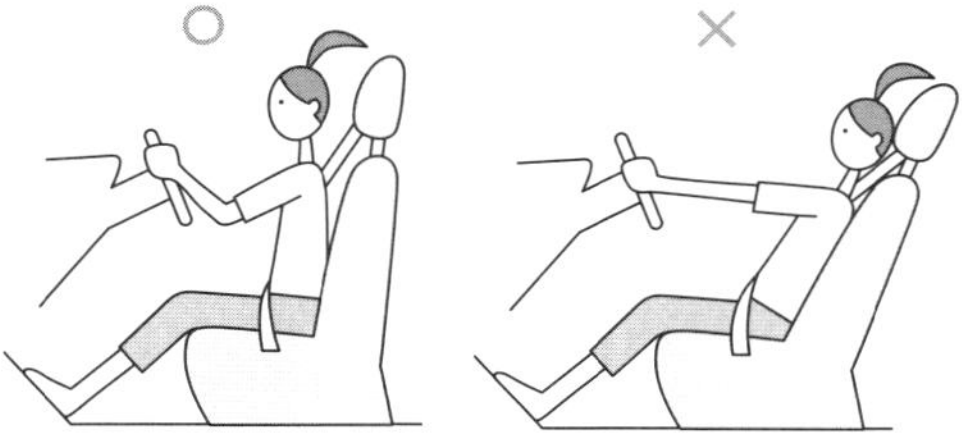

座席に深く腰掛け、腰と背中をしっかり背もたれにあずける。

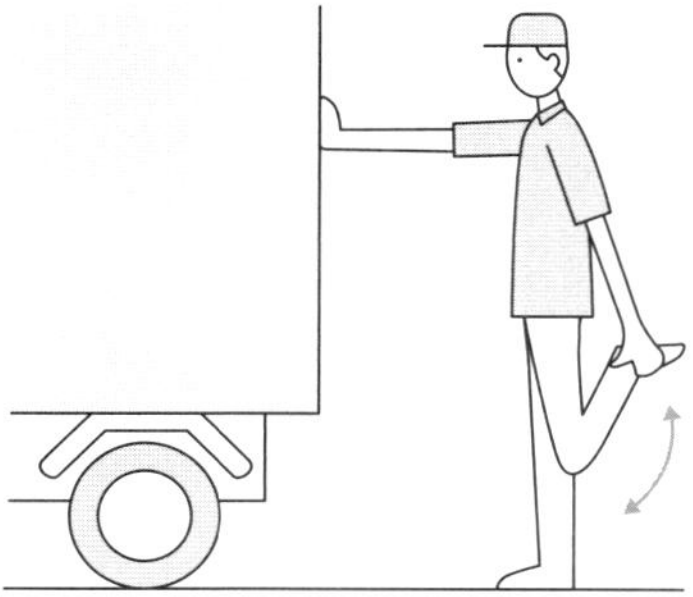

ときどき車を降りて休みを取り、背中や腰、足のストレッチ体操などを行う。

いつでもどこでも簡単に

急性・慢性に限らず腰痛は温めた方が楽になります。薄手の腹巻きや使い捨てカイロなども有効です。仕事中にもチャンスがあれば休憩し、リラックスして休んだり、ストレッチして筋肉や関節をほぐしましょう。普段からストレッチを適宜、いつでもどこでも簡単に短時間でよいので行うことが腰痛の予防や治療につながります。立ったままでも座ったままでも両手を組んで頭の上に伸ばし、背伸びをする姿勢で、①左右に傾ける、②左右に捻転する、③前後に屈伸する、この3つの簡単な体操だけでも腰痛の予防と治療になるのです。

第4章
急性腰痛——捻挫や骨折などのケガが原因の腰痛

ケガが原因の腰痛にはまず予防

この本では、発症から4週まで続く腰痛、あるいは4週以内に治る腰痛のことを急性腰痛ということは、先に述べた通りです（2〜3カ月くらい続くこともあります）。本章では、その中でも、捻挫《ねんざ》や骨折などケガが原因で起こる腰痛について、特に当てはまる考え方を中心にお伝えします。

中腰になった瞬間や、中腰から伸ばした瞬間、あるいは重い物を持ったときに突然生じる腰痛を一般的にぎっくり腰といったりします。その場合の原因は、腰部《ようぶ》の筋肉や椎間《ついかん》関節の捻挫や椎間板《ついかんばん》に少し亀裂が入ったりする「ケガ」であることがほとんどです。

治療以前に、ケガはしないこと、すなわち予防が一番大切です。

不注意に重い物を持ったり、急激な動作をなるべくしないように普段から気をつけましょう。重い物を持つときは少し腰を動かして準備運動をしてから持つべきです。また少し気合いを入れれば、腹筋が締まり、腰をコルセットのように守ってくれます。

重い物を持たない場合でも、単に腰を曲げたりひねったりするだけで強い腰痛をきたすこともしばしばあります。このような腰痛に備えて、普段から腰を軽く動かしておく、または簡単な体操で腰の筋肉や椎間関節や椎間板を柔軟にしておくことで少しでも予防することが大切です。

ぎっくり腰、ドイツでは「魔女の一撃」

一般の方が日常的によく使う言葉に「ぎっくり腰」があります。じつは、この言葉は医学用語ではありません。いろいろな原因による急性腰痛症のことをひっくるめて、日常的に「ぎっくり腰」と呼んでいるのです。これがドイツになると「魔女の一撃 Hexenschuss」という意味のドイツ語で表現しているそうです。

腰椎椎間板ヘルニアや圧迫骨折のように、痛みの原因が分かれば、それに応じた治療を行いますが、最初は原因が分からないことも多く、とりあえず痛みを軽減する必要があります。消炎鎮痛剤の使用や、腰部の筋肉内へのブロック注射や椎間関節のブロック、コルセットや温熱療法などでまず痛みを少しでも軽くし、その後で原因を探し、治療をします。

「一撃」の痛みは強いですが、とりあえず痛みが治まれば、治ったと考えて、生活や仕事を続けていけばよいのです。たまたまギクッとなったと考え、くよくよしないでいきましょう。

私のぎっくり腰予防法

私のぎっくり腰予防法はこんな感じです。じっと同じ姿勢を続けてしまった場合は、軽く腰を左右にねじったり、前後に動かしてから立ち上がったり、歩き始めるということを習慣化しています。腰や膝にケガをしないように、動き始めに少しだけ間を置くようにもしています。床に落ちた物を拾うときでも、ぱっと動かずに、0・5秒ほど間を置いてから拾うのです。その間に、筋肉や関節が動く準備をしてくれます。

朝起きるときにも、ベッドの中で、少し背伸びをしたり体を左右にねじったりして動かしてから起きるように心がけています。あくびや背伸びにも同じような効果があると思います。

長時間の前かがみは危険

人間の体は、上半身だけで全体重の約5分の3を占めています。そんな重さの上半身を中腰にして前に曲げると、いろいろなところに大きな負担を生じることもうなずけます。スウェーデンのナッケムソン博士の有名な論文で、20度腰を曲げるだけでまっすぐ立っているときより1・5倍もの圧力が椎間板にかかることが証明されています。物を持つともっと圧力が増します。

椎間板だけでなく、腰の後ろの脊柱《せきちゅう》起立筋にも、重い上半身を後ろから引っ張って支えるために大きな緊張が生じます。脊椎の後方にある椎間関節も引っ張られて関節が開き気味になります。このようなときに急に腰を伸ばすと、関節や筋肉の捻挫を起こすことがあり得ます。

あまり長い時間、中腰のままで歯を磨いたり顔を洗ったりしないで、時々鏡を見て腰を伸ばす姿勢も混ぜるだけで予防になるのです。

足首同様、腰にも捻挫がある

重い物を持ち上げたり、中腰から上半身を起こしたときに急に生じる急性腰痛（いわゆるぎっくり腰）の患者さんに、診察とレントゲン検査のあとで、「椎間関節の捻挫です」と説明すると、「捻挫ですか？」と少し怪訝《けげん》な顔をされて問い返す方が結構います。

足の関節をねじったときには逆に、診察とレントゲン検査後「捻挫です」と言われると、ほっとした顔をする人が多いようです。足関節をひねって来院された患者さんは骨折があるかないかを心配しているので、骨折がなくて靭帯《じんたい》や関節包の損傷である捻挫といわれれば、むしろ安心するのでしょう。

これに対して、腰痛の場合は、単純に椎間関節や筋肉をひねって損傷した捻挫と説明されると、納得しにくいようです。それだけ、腰痛に関しては不安や恐怖がもともと強い人が多いのだと思います。歩けなくならないだろうか、寝たきりになるのは困るな、重い病気が隠れているんじゃないだろうかと、心配になるのでしょう。しかし、捻挫なら足関節や手関節の捻挫と同じことだと理解して、強い不安を抱かないようにして下さい。痛みに応じて経口あるいは湿布などの消炎鎮痛剤を適宜使用し、徐々に体操して腰を柔軟にしていけばよいのです。

ケガの痛みは心配しすぎない

ケガは傷ができた時だけ、あるいはせいぜい翌日までが一番痛みが強く、その後は徐々に和らいできます。これに対して炎症であれば、最初は痛みは少なくて、徐々に痛みがひどくなり、山の形のようなピークがあります。

ケガは時の経過とともに右肩下がりに痛みが減ってくるものです。痛みは徐々にましになるものと考えて、あまり心配しないでください。

誰でも体のどこかに打撲や捻挫を起こした経験があると思います。たしかに最初はひどい痛みをともないますが、徐々に痛みも腫れも少なくなっていったはずです。腰の筋肉や椎間関節の捻挫、あるいは椎間板に亀裂が入ったりして急性の腰痛をきたすことを一般的にぎっくり腰ということがありますが、腰の場合、捻挫の部位が奥の方にあるために、手足のように症状が目に見えず、「ケガ」や「捻挫」という意識が持ちにくいのです。

しかし、腰の捻挫も足の関節の捻挫と同じと考えてください。しばらく痛いですが、徐々に痛みは軽くなっていきます。痛みに応じて痛み止めの薬を飲んだり湿布をしたり、場合によっては注射やコルセットを使うこともよいと思います。

また、体操や腰痛に対する心がまえ、痛み止めの薬など、いろいろな考え方、とらえ方については、前章を参考にしてください。

圧迫骨折はまず痛みを軽くさせよう

ケガによる腰痛の一つに圧迫骨折があります。交通事故や転落など大きな外傷で起こることや悪性腫瘍《しゅよう》の転移で起こることもありますが、60歳以上の方に起こる場合は、骨粗《こつそ》鬆症《しょうしょう》が基礎にあって、簡単なケガで圧迫骨折する場合や、気がつかない間に生じることが多いのです。

痛みは、激痛の時もあれば軽い時もあります。骨折初期ではレントゲンでも分からない時があり、痛みが続く場合、もう一度レントゲン検査をする必要があります。

骨折による強い痛みは、かなりつらいものです。動くと激痛が走り、何をするのもいやになります。その痛みを周囲が理解してあげるべきです。「がまんしなさい」などといわないでください。そのときは、鎮痛剤を服用したり、坐薬《ざやく》を使ったり、コルセットで固定したり、いろいろな方法を組み合わせてください。鎮痛剤は副作用がない限り使う方が楽です。

でも、骨折ならば徐々にくっついていき、痛みも軽くなっていきます。患者さん本人も、いつまでも「痛い、痛い」とばかりいって悲観せず、必ず痛みが軽くなることを理解し、希望を持つことが必要です。

ちょっとでもすぐ動かす

腰痛は、ガンや感染の時以外は安静にしない方が早く治ります。

圧迫骨折などの骨折を起こしたときは、数日の間の安静も必要になるかもしれません。その間でも、コルセットなどで固定して、少しずつ動いている方が、完全に寝込んでしまうより早く治ります。

足の捻挫なら左右二つあるので片方でかばいながらなんとか歩くことも可能ですが、腰は体の左右上下の中心にあるために、反対側でかばうことができません。それゆえ、痛みが強ければ寝起きも歩くこともままならないのですが、そんなときでも可能な範囲でちょっとでもごそごそとでも動くことが大切です。

寝込んだり安静にしすぎると、次に動くときにギシッと痛みが強くなります。少しずつ動くことで動き始めの痛みを分散する感じをイメージしてください。膝の関節が痛くても、歩き始めが一番痛くて、歩き始めたらだんだんましになるのと同じです。エンジンも始動したときは調子が悪くても、エンジンが暖まってくると快調に動くのと同じです。

コツはゆっくりした動作

そして一定の期間後に徐々に傷めた腰をストレッチなど体操して動かしていきます。それがリハビリです。

初めは痛みのために動かすのがつらいですが、それでも安静にしすぎないで、痛み止めを利用したりしつつ、徐々に少しずつ動かしていきましょう。生活もスローダウンしつつ、一方で寝込まないように頑張ります。

そして椅子やベッドの端に座って、腰を左右に傾けたり捻ったり前後にねじったり、ゆっくりと体操を始めます。痛みが少なくなるにつれて、徐々に体操の程度を強く大きくしていきます。

コツは、ゆっくりとした動作で行うことです。

ケガをすると筋肉や関節のカプセルや靭帯のどこかを傷めていますが、時間とともにそれらも修復されてきます。しかし、修復された組織は硬いので、体操で少しずつ柔軟な組織にほぐしていく感じです。

もっとよくなれば、少し強めの体操で腰をきたえるようなつもりで行なってください。それがリハビリです。リハビリは肉体的・精神的に復帰するという意味です。

痛みが減ってさえいれば順調と考える

足首の捻挫を経験した方なら、2〜3週間は痛みが続くことがあることは、身をもって知っていることでしょう。腰の捻挫も同じです。必ずしも数日で治らず、数週間かかることもしばしばです。

急性腰痛（いわゆるぎっくり腰）を生じて、たとえば2週間たってもまだ痛むこともよくあることです。少しずつ痛みが少なくなってさえいれば、順調と考えてよいくらいです。なぜまだ痛いんだろう？　とあまり深刻に悩まず、痛い場合は、痛みの度合いに応じて痛み止めの飲み薬や湿布などを適宜《てきぎ》処方してもらい、徐々に体操を増やしていってください。

急性腰痛は初めから温める

足首や手首の打撲や捻挫の場合は局所の炎症や内出血が強いので、初めは冷やして、2〜3日目からむしろ温めて血行をよくする方が早く治ります。急性期に温めると血行がよくなりすぎて、内出血や腫れが強くなるからです。

これに対して急性腰痛の場合は、初めから温めた方がよくなる、早く治ることが多いです。温めてかえって痛みが強くなる場合は最初冷やすのもよいですが、それでも2〜3日後には温めるようにしましょう。しかし温めすぎて低温やけどを起こさないように注意してください。

湿布薬の正しい知識

以前は冷感湿布という湿布がありましたが、これは現在のようなすぐれた消炎鎮痛剤がない時代に、冷やす効果のある湿布と温めるタイプの湿布（温感湿布）しかなかったからです。現在では、ロキソプロフェン、ジクロフェナク、フェルビナクというような優《すぐ》れた消炎鎮痛剤を含んだ湿布があり、少し清涼感を感じるようにメントールなどを含ませています。つまり、冷やしているのではなく、炎症や痛みを取る消炎鎮痛湿布です。急性にも慢性にも使えます。

これに対して、温感湿布は今でもあります。ロキソプロフェンなどの消炎鎮痛剤にさらに唐辛子エキスやカプサイシンを含み、皮膚の血管を開いて血行をよくして温める効果をもっています。しかし私は温感湿布は普通の消炎鎮痛湿布よりもかぶれやすい印象で効果も少ないと思い、患者さんが特に希望しない限り処方しません。

痛みが強ければ注射も有効

手足の関節の捻挫の場合は、ケガなので捻挫した部分に内出血を起こして腫れている状態です。そのような急性期には痛み止めの注射は普通しません。しかし急性腰痛の場合は痛みが強すぎて日常生活がままならないことも多いのと、たとえば椎間関節の捻挫でも周囲の筋肉の過緊張をともなっている場合があるので、局所への痛み止めの注射は有効です。

ブロックとは本来神経のブロック注射のことですが、トリガーポイント注射といって痛いところに痛み止めを打つ注射があります。医師と相談して、痛みが強ければ飲み薬、湿布、コルセットなどと併用して注射をしてもらうのも一つの方法です。

コルセットも痛ければ着け、徐々に外す

痛みが強いときは軟性や硬性のコルセットが有効なことがあります。

腰の動きを制限するのと同時に、締めることによって腹圧が上がり、上半身の体重を腰椎だけで支えるのではなく、柔らかい内臓ででも支えてくれるようになるため、腰痛が軽減します。上手に使えばよいものです。

しかしあまり長く着けすぎると腹筋や背筋が弱るので、痛いときだけ適宜着けるようにしてください。

治ったら再発を恐れない

腰痛の一つの問題は、再発の不安だと思います。たしかに急性腰痛を何度も経験する方もかなり多いと思います。しかし、いつまでもその不安を持ち続けて生活するよりは、むしろ予防だけに専念して細かいことは忘れてしまう方が楽です。

大地震の経験など、強い精神的なショックを受けると、ＰＴＳＤ（Post Traumatic Stress Disorder 心的外傷後ストレス障害）になり、その後も恐怖を感じ続けることがあ

ります。ひどい腰痛を経験すると、同じような精神状態になりがちです。

しかし、ケガは誰にでも何回でもあり得ることです。たしかに腰痛は顔を洗っていて急になったりと、予想できない簡単な動作の最中に起こることが多くて、不意打ちされたようなびっくりした気持ちをともなうことがしばしばです。

ドイツ語で急性腰痛（ぎっくり腰）を「魔女の一撃」というように、後ろから突然強い打撃を受けたような痛みと同時に精神的にも恐怖が記憶されがちです。

しかし起こったことは仕方がないので、治ってからは、予防に気をつけることが大切です。

再発の恐怖を持ちながらこわごわ生活を送るのではなく、再発しないように普段から体操やストレッチをして、体の筋肉や関節を柔軟にして楽しく暮らしましょう。

急性腰痛には、ネガティブシンキングではなくて、ポジティブシンキングをしましょう。

第5章 急性腰痛──炎症や姿勢や疲労が原因の腰痛

炎症とは何か

急性腰痛のもう一つのカテゴリーが、炎症や姿勢や疲労を原因とする腰痛で、先の捻挫や骨折による急性腰痛とは分けて考えます。

炎症とは体に対するなんらかの障害に対して防御しようとする大切な反応ですが、症状として、腫れ・痛み・熱感・発赤《ほっせき》が同時期にあるいは時間的にずれて起こります。

炎症の原因には、ケガ・使いすぎ・やけど・感染・アレルギーなどがあります。腰もいろいろな部位に炎症を生じます。筋肉や椎間《ついかん》関節、椎間板《ついかんばん》そして第8章で説明する神経にも炎症が生じます。

ケガの場合はいきなり痛みを生じますが、炎症の場合は徐々に強まり、ピークをむかえて今度は徐々に治まっていきます。ケガの場合は最初のダメージはケガの程度で決まってしまいますが、炎症の場合は、治療によってピークを減じること、すなわち痛みを和らげたり早く治《なお》すことが可能です。

炎症を火事にたとえれば、少しでも早く消火活動をした方が、延焼を防ぎ、被害総額が減るのと同じ理屈です。

腰の関節や筋肉が急に炎症を起こすことはある

腰痛で来院された患者さんに、「痛みの原因は腰の椎間関節の炎症です」と診断すると、「原因は何ですか?」と逆に聞かれることがあります。患者さんには、炎症を起こすような原因が思い当たらないことがしばしばあるのです。

しかし、人間が起きて歩くだけでもすごい力とエネルギーを消費します。人間大のロボットを作って長く歩かせるとすれば、大容量の電池を必要とするはずです。また、上半身は体重の約5分の3ほどあるので、その体重を支えるだけでも腰は大変です。さらに上半身をかがめたり、ひねったりすれば、腰の筋肉や関節に使いすぎの炎症を起こすことは、十分にあり得るのです。いつもと同じ生活をしているのになぜ?と疑問を持つ方もいますが、同じようにしているつもりでも、炎症や痛みを起こすことはあるのです。

原因を深く追求しすぎない

もし、医師に炎症の原因がはっきりしないと言われたら、たまたま炎症が生じたと考えて、原因を深く追求しないことも大切です。

炎症の原因がある場合、たとえば過労やスポーツのしすぎなどあれば、その原因を少しでも減らす工夫が必要ですが、たとえ原因がはっきりしない場合でも、その場合はどうすれば早く炎症を抑えて治るかを前向きに考えた方が得策です。

原因を調べたり聞くことは大事ですが、医師にも分からないこともあるのです。もしそうならば、原因を深く追求することで神経をすり減らすより、起こったものは仕方がないとあきらめ、症状を軽減する方向に気持ちを転換しましょう。

ケガには炎症も生じる

第4章で説明した「ケガ」とは、組織が損傷した状態ですが、そのときに同時に炎症も生じます。腰痛でいえば、重い荷物を何度も積み上げるような仕事で筋肉や関節に使いすぎの炎症を生じることもあれば、ささいな筋肉や関節の捻挫の後に炎症が強くなってくることもあります。

足首の捻挫の場合も、強く捻っていきなり歩けないほどの痛みを生じる捻挫もあれば、ちょっとした段差を踏み外して軽い捻挫を起こして、そのまま歩いている間に炎症を生じてむしろケガをしたときよりも痛みが強くなることがあります。

このような小さなケガの後の炎症も、使いすぎの炎症の腰痛と同じように対応すると、腰痛を早く治すことができます。

つまりケガによる炎症の場合は、急性腰痛の二つの要素を組み合わせて考え、対処するのが得策だということです。

筋肉の疲労による腰痛の仕組み

大事なことなので何度もいいますが、体重の約5分の3が上半身にあるため、腰にはかなりの負担がかかります。それを支え続けているのが腰部の筋肉で、疲れるのは当然です。

「疲労性腰痛」という言葉は、私が最初ホームページで解説しはじめた十数年前には、ほとんどの整形外科の教科書や腰痛関連の本に記載されていませんでした。しかし、経験上、疲労性腰痛はかなり多いと思います。長編コラムで説明した、労働災害としての腰痛の原因としても、この疲労性腰痛はかなり多いと思われます。

もう少しくわしく説明すると、上半身を支えている、脊柱《せきちゅう》の起立筋の疲れによる腰痛です。同じ姿勢をずっと続けると、それを支え続けている筋肉が疲労してきます。肩こりも同じ仕組みで起こるのです。

筋肉が疲れると、「だるい」「張った感じ」といったような、痛みというより何となく鈍痛がある、などの症状が出ます。立ったり中腰で仕事などを続ける場合にも、椅子に座って仕事や勉強を続けるときにも起こり得ます。なぜなら椅子に座るのにも、いろいろな筋肉を使っているからです。

病名としてよく使われる「筋・筋膜性腰痛」は、疲労だけでなく筋肉の炎症をきたし、痛みが強いことが多いのですが、この疲労性腰痛はズキズキ痛むようなことはありません。久しぶりに長時間ハイキングをしたあと腰がだるい、慣れない日曜大工をした翌日に腰が重い時などはこの疲労性腰痛であることが多いのです。

その他、年配の方で背中が曲がってくると、どうしても上半身がいつも中腰のように前方に曲がっているために、曲がり際の筋肉が疲れやすくなります。

肩こりに似ている治療法

治療は肩こりとよく似ています。同じ姿勢を続けるなどの原因をまず軽減することです。仕事などで同じ姿勢を続ける必要がある場合は、たとえ数十秒でもよいので、なるべく姿勢を変えて、休む、背伸びをしたり軽く体操をしたりして、腰をほぐすことが大切です。

若い時は何でもなかった仕事が、中年になるとこたえてきます。筋肉が柔軟性を失いつつあり、耐久性も弱くなってくるのだと思います。それなりにじょうずに筋肉を休めてあげる工夫をしてください。

休憩時間にはリラックスしたり、適当に運動したり、気分転換を肉体的にも精神的にも行いましょう。家ではシャワーや風呂でゆっくり腰を温め、ほぐす体操を簡単にし、湿布などを貼ってぐっすり眠ってください。

まっすぐ上向きに寝るのは腰痛を悪化させることがあります。膝の下に座布団でも入れて膝を曲げるか、斜めあるいは横向きで軽く腰を丸めて寝てください。腰の筋肉がゆるんで安らぎます。

同じ姿勢を続ける危険

私が重視しているもう一つの腰痛に「姿勢性腰痛」と呼んでいるものがあります。これは整形外科の医学書にはほとんど記載されていない病名です。

まだ市民権を得ていない病名かもしれませんが、私は、この姿勢性腰痛が腰痛の一つの重要な原因であると、多くの経験から判断しています。自分自身、ずっと同じ姿勢でパソコンに向かって原稿を書いていたとき、右の腰が痛くなりました。筋肉か椎間関節が、同じ姿勢を続けすぎたために疲労と炎症を起こし、動かすと痛くなっているのだと自分で診断しました。

このように同じ姿勢や動作を続けすぎると、主に筋肉に、一部関節に疲労や炎症が起きて痛みを生じます。疲労を起こすといわれている乳酸が溜まったり、酸素や栄養の不足も同時に起こっていると思われます。悪い姿勢とか、合っていない椅子と机に長時間座るとか、高すぎるハイヒールをはくとかでも起こります。

同じ姿勢を続けるだけでなく、腰をそりすぎたり、猫背になりすぎたり、姿勢が悪くても腰痛は起こり得ます。このような腰痛を総称して、姿勢性腰痛と説明しています。

現代病としての姿勢性腰痛

現代は昔に比べればじっとしている時間が増えています。私が子どもだった頃はテレビにはリモコンなどなく、弟と見たい番組が違えばチャンネル争奪戦が始まり、テレビの前に行っては自分の見たい番組のチャンネルをひねったものです。今はソファーに寝そべったまま、リモコンで番組も音量も変えることが自由な時代です。つまり部屋の中でも動いている時間が減っているのです。

車の運転も同じです。特に運転を仕事にしている場合は、じっと同じ姿勢を続ける必要があります。一瞬でも気を緩《ゆる》めると事故につながるために、運転中は神経はもちろん体も緊張しながら同じ姿勢を続けることになります。

デスクに座ってパソコンで仕事をする場合も同じです。この疲れが首筋にくれば「肩こり」でしょうし、腰にくれば「姿勢性腰痛」、あるいは前述した「疲労性腰痛」になるのです。

同じ姿勢を続けないこと

治療としては、とにかく同じ姿勢を続けない工夫をすることです。

また、椅子や机の高さやディスプレイの角度が自分に合っているかなどをチェックし、調整します。そしてチャンスがあれば適当に体操をします。

運転中は姿勢を変えるのも危険でしょうし体操もできません。しかし、車が赤信号で停止した間に、腰を少しだけでも伸ばすことにより、緊張した筋肉や靭帯や関節が動いて柔らかくなり血行も改善します。

湿布やクリームをあらかじめ、あるいは痛みが生じてからでも使うとよいでしょう。コルセットはよほど痛みが強ければ使えばよいのですが、かえって腰部の筋肉が怠《なま》けて弱くなるので着けすぎないように注意しましょう。

もちろん、オフの時にウォーキングや体操やスポーツなどで気分転換し、体を動かすことも予防につながります。

急性の炎症は治せる

急性の腰痛とは病気や痛みや炎症が初めて生じてから数日、あるいはせいぜい2〜3週間以内、長くても4週間以内の場合です（それよりやや長くなる場合も急性と考えることは第2章で述べた通りです）。それに対して3カ月以上続く場合を慢性といいます。

急性も慢性も、病気や痛みや炎症の原因はさまざまです。でも一般的に、急性の場合は、消炎鎮痛剤（いわゆる痛み止め）の飲み薬や湿布、坐薬、注射などを用いれば、比較的早く治る可能性があります。急性で痛みが強い場合には、副作用に注意して消炎鎮痛剤を用いれば、炎症を鎮《しず》めると同時に痛みも軽減してくれます。カゼも同じです。カゼ薬も早めに服用したほうが、早く治り体への負担が少なくて済みます。

急性腰痛による炎症でも長く続くことがある

ケガや急性の炎症などで生じた腰痛が、４週間以上続くこともあります。ケガの程度が強かったり、炎症の程度が強い場合などは２〜３週以内に治らないこともしばしばです。さらに手足ならば片方にギプスを巻いたりしてまったく使わずになんとか生活もできますが、腰をまったく使わずに生活することは不可能です。寝起きや振り向き、物を拾う、歩くなど、すべての場合に腰は体重を支える役割や柔軟に動く役割を担います。

それだけに、一度急性腰痛になると、手足に比べて、なかなかすぐには治らないことが多いのです。

治療に過度な安静は不要

従来、急性の腰痛の場合は安静にして寝ているのが基本的な最初の治療でした。私は20年以上前から激烈な急性腰痛であっても、可能な範囲でなんとか動き、日常生活をペースダウンしながらでも続けましょうと、患者さんに説明し続けてきました。その後、2012年に発行された、日本整形外科学会の「腰痛ガイドライン」で、急性腰痛は安静にしない方が早く治ることが、はじめて公認され、ようやく安静が腰痛にはよくないことが当然のこととして、世間に広まってきたのです。

ガンや感染性脊椎炎では安静も必要ですが、それ以外の腰痛は圧迫骨折のような激痛をともなう腰痛でも安静は必ずしも必要ではありません。コルセットなどを着けながら、ゆっくり生活を続ければよいのです。

痛いからといって安静を続けると、次に動くときにかなりの痛みを生じます。長らく乗っていなかった車のエンジンをかけると、初めはスムースに回らないのと同じです。普段から少しずつでも車に乗っている方が、車が錆《さ》びつかずに走ってくれます。

これと同じように体も腰も必要以上に安静にすれば、次に動かすときにぎくしゃくして痛みやすいものです。寝起きに腰やふしぶしが痛むのも同じことです。

少しずつ動いていく

痛みがあるときはどうしても動くのがおっくうでつらく、じっとしていたくなるものですが、ゆっくりでかまわないので、なんとか生活を続けましょう。

仕事はさすがに休む必要がある場合がありますが、日常生活はなんとか続けていきます。

急性の強い腰痛で外来に受診される患者さんが毎週何人もいます。痛みに耐えてもらいながら診察をしていると、少し動きやすくなる方がしばしばいるのです。来院するまで家で寝込んでいて、なんとかクリニックに来たのだと想像しますが、診察のために腰を前後や左右に少しひねる動作をすると、それまでより動きやすくなる例が多く見られるのです。これは固まってこわばっていた腰部の筋肉や靭帯、椎間関節、椎間板が、診察で少し柔軟になって動き始めの痛みが少なくなったことが原因です。

楽な体操やストレッチで腰をほぐす

私のクリニックに来院された腰痛患者さんの診察の後の説明では、ほぼ必ずと言ってよいほど、90頁のイラストのような簡単なストレッチの方法を説明します。

ぜひ、みなさんも実際に試してみてください。立ってすると転ぶ危険があるので、しっかりとした椅子に座るか、ベッドの端に座って行います。

まず、一つめのストレッチは、両手指を前で組み、頭の上に背伸びのように伸ばします。腕を必ずしも頭の上まで持っていく必要はなく、痛みに応じて腕は自由にしてください。そして体をつまり腰を左右にゆっくり交代で傾けます。あくまでもできる範囲でゆっくりにです。2～3回左右に傾けたら、今度は二つめのストレッチです。手を体の前で組んで、今度は体、腰を左右に交互にゆっくりひねります。これも左右交互に2～3回で結構です。そして三つめとして椅子に座った状態で両手を両方の太ももの上に置いて、体と腰をゆっくり曲げたり伸ばしたりします。

この三つの簡単な体操・ストレッチだけで結構です。なにも難しい体操をする必要はありません。少し痛みを感じるくらいまでに腰を左右・前後に動かしていきます。強い体操をいきなりするとまた腰痛を再発する危険性があるので、あくまでも少し痛みを感じる程度にします。そうすれば、次回はもう少し動きやすくなります。少しずつ動く範囲を広げていくイメージです。苦手な算数も、苦労しながら少しずつ勉強すれば、いずれすらすらと解けるようになるのと同じだと考えてください。

急性腰痛での手術は滅多にない

急性の腰痛がかなり強い場合でも、手術はまず必要ありません。炎症は一過性のものでいずれは収まってくるからです。

例外としては、足が動きにくい、あるいは動かなくなる、排尿・排便の神経麻痺を起こす場合などは原因をくわしく調べて、たとえばヘルニアが原因であれば、急性腰痛でも手術を必要とすることもあります。

ただ、痛みだけですぐには手術はしないのが普通です。腰痛が激痛の時は何をしても痛いので、かなり精神的にも不安になりますが、第2章で述べたようにガンなどの重大な病気でなければ、たとえ骨折でもいずれは軽減してくると希望を持って、なんとか生活してください。必要に応じてコルセットを着けましょう。痛みが少なくなれば外していけばよいのです。経口の痛み止めや湿布を使っても、痛みが取れないから無駄だと考えずに、副作用がない限り適宜使いましょう。痛みを一気に軽くすることはできなくても、一部分効いているはずです。

大火事なら消防車が放水してもなかなか火の勢いは収まりませんが、消防隊はひたすら放水を続けます。火元と思われる場所に向かってひたすら放水を続けます。そうすることによって徐々に鎮火していきます。

炎症が原因の痛みも大火事と同じと考えて、消炎鎮痛剤の薬をしばらくは使い続けましょう。痛みが少なくなれば少しずつ消炎鎮痛剤を減らしていけばよいのです。そして痛みが治まれば、つまり鎮火すれば放水をやめる、つまり痛み止めを止めることができます。

これで、急性腰痛の考え方の説明は終わりです。

第6章 慢性腰痛――ストレスやウツなどの心因性の要素が少ないとき

はじめに

腰痛には大きく分けて、急性腰痛と慢性腰痛があります。3カ月以上腰の痛みの続く場合がそれに多く当てはまります。

この章では、その慢性腰痛のうち、ストレスなど心の作用が少ないものを取り上げて考えていきます。

腰椎《ようつい》椎間板《ついかんばん》ヘルニア、腰部《ようぶ》脊柱管狭窄症《せきちゅうかんきょうさくしょう》、腰椎すべり症、原因不明など慢性の腰痛をきたす病気はたくさんあります。腰痛に対する基本的な向き合い方を考えるこの本では、それらの個々の病気の詳しい説明はしません。

腰痛が原因で寝たきりにはまずならない

腰椎椎間板ヘルニアも腰部脊柱管狭窄症もすべり症もおそれずに、病気がどのようなものかを正しく理解することがまず大切です。腰部脊柱管狭窄症で死ぬことはありません。足の痛みがひどくて、麻痺が起こっても、現在の医療レベルなら、手術の上手な整形外科医は国内どの都道府県にもいるので、その医師に手術を受ければよいのです。

腰が悪くて寝たきりにならないか心配される方もいますが、寝たきりの原因（要介護）は厚生労働省が公表している平成25年の国民生活の基礎調査によれば、1位が脳血管障害（脳卒中：脳出血・脳梗塞・くも膜下出血）、2位が認知症、3位は高齢による衰弱、4位が骨折・転倒、5位に関節疾患で、それ以下にも腰痛や足のしびれや麻痺による原因は出てきません。

つまり、腰痛がいくらひどくてつらくても、仮に足の運動麻痺が生じても手術をすれば、寝たきりにはほとんどならないのです。

まずは腰痛および腰が原因の足の神経症状でも深刻に考えすぎないことが一番大切です。痛みが不安やストレスで悪化することは現在では誰でも知っていることですが、なんとか上手に不安やストレスを少なくする工夫をして、腰痛に前向きに陽気に付き合ってください。それが一番大切だと思います。

寒い地方で腰痛が多いというデータはない

寒くなると、腰痛が再発しないか、あるいは元々ある腰痛が悪化しないかと、不安に思われる方がしばしばおられます。

しかし、寒い地方で腰痛患者が多いとのデータはありません。たしかに体が冷えるとふしぶしが痛みやすく、腰痛も悪化しやすいのですが、冬の寒さだけが原因ではなく、季節の変わり目とか限度を超えて腰や体が冷え冷えとすることがよくないことなのです。

冬で気温が低ければ、きっちりと防寒対策をしましょう。最近では若い女性用にカラー腹巻が売っているそうですが、腹巻は効果的です。使い捨てカイロで腰回りをぬくぬくさせておけばよいのです。

病名がはっきり分からなくても心配しない

腰痛は、原因が複雑でいくつかの原因が時間的にずれて現れたり、同時にあったりして必ずしも診断がつかないことの多い病気です。

整形外科医にも診断名がつかない腰痛はあり得ます。2～3人の整形外科医に診断してもらっても、はっきり病名がつかない場合は、それはそれと納得して、腰痛そのものに対処するようにしましょう。

悪性でなければこのようなものだと、腰痛と仲良く付き合うことも大切です。痛みが強ければ、痛みに応じて湿布や経口の消炎鎮痛剤、局所注射などを組み合わせて使えばよいのです。

齢を取れば取るほど、高血圧や糖尿病など、生涯付き合っていかなければならない内科の慢性疾患が増えてくることでしょう。その場合も、高血圧の薬や糖尿病の薬を使うのと同様に痛み止めを、胃潰瘍《いかいよう》などの副作用に注意しながら、粛々《しゅくしゅく》と使えばよいのです。

消炎鎮痛剤の上手な使い方

消炎鎮痛剤は、胃腸障害や腎臓障害、まれに骨髄抑制などの副作用があるために、医師からも患者さんからも「服用するのはよくない」というイメージが先行しがちです。

しかし、多少なら無視してもよい痛みも、ストレスになるほど強いものであれば、消炎鎮痛剤で抑えた方が体や心への負担を減らせ、生活が楽になります。

副作用にだけは注意して、たとえば朝1錠だけ少なめに服用するとか、痛みが少し強いときは頓服で1錠飲むとか上手に使えばよいと思います。

私の消炎鎮痛剤服用歴

私は、腰椎の痛みが強くなってから手術に至るまでの8年間、ボルタレンSRという消炎鎮痛剤を仕事のある日の朝1錠、ゴルフの時には1日2錠、休みの日は飲まないようなリズムで使い続けました。

開業してからは、大病を患《わずら》うと仕事への影響が大きいので、もともと定期的にしていた血液検査で、肝臓障害や腎臓障害もチェックしながら服用していましたので、安心でした。

私の慢性腰痛でも分かる腰痛の複雑さ

腰痛の複雑さは、私の腰痛でも説明できます。

もしも、変形性膝関節症や変形性股関節症ならば、原因はいろいろあるものの、症状としては関節でこすれ合う骨の表面の軟骨がすり減って痛みや腫《は》れを生じる病気で、単純に変形が進んで痛みの程度が増していく、と説明できます。

ところが、私の腰痛の場合でも、初めはレントゲン写真では悪いところはなく、腰椎の後ろにある椎間関節が炎症を起こして痛むことがある程度でした。それが徐々に椎間板が脊柱管に飛び出す椎間板ヘルニアの状態になり、同時に足の神経痛をきたすようになり、年月とともに、腰椎すべり症を起こし、すべった部分で脊柱管狭窄症になっていきました。

さらに年月が経てば、その部分がぐらぐらになる不安定性脊椎の状態にもなっています。

膝痛ならば病名はひとつが多い

膝痛で来院された患者さんの病名をカルテに書くときは「変形性膝関節症」と一つの病名をつけることが多いのですが、腰痛で来られる患者さんの病名にはしばしば、たとえば「第5腰椎すべり症」「腰部脊柱管狭窄症」「坐骨《ざこつ》神経痛」などの病名をつけることがあります。

しかも、レントゲン写真ですべり症が見つかっても、必ずしも現在の痛みがすべり症の部分で生じているのではなく、隣の椎間関節の炎症であることもよくあります。

膝痛であれば、痛みのある部位から膝のどの部分が病気なのか診断しやすいのですが、腰痛は痛みの部位が体の深いところにあることが多いのです。直接痛い部分を触ることができず、また痛みの原因と痛みを感じる、あるいは押さえて痛い部位がずれることも多いのです。

私は腰痛の患者さんのレントゲン検査には、痛みのある部位に鉛のマークを貼りつけてからレントゲン写真を撮影します。これにより、ある程度の診断がつきやすいからです。

慢性は薬でも痛みが治まらない場合が多い

急性の腰痛の場合は副作用のない限り、早く消炎鎮痛剤を使った方が、早く治って楽になります。これに対して、慢性の腰痛の場合はなかなか消炎鎮痛剤を飲んでも痛みが治まりません。

体操やストレッチを普段から1日何回でも、気がつけば気軽に20秒くらいでいいので行う。コルセットを痛みが強いときには装着する。同じ姿勢や動作をなるべく続けないように気をつける。冷え冷えとしない。

まずは、これら日常生活の注意と工夫を適宜組み合わせて腰痛を少しでも軽減させせましょう。腰痛をゼロにしようと完全主義者になると、なかなか実現は難しく、軽くなればいいや、というくらいの気持ちの方がむしろ好結果をもたらします。

ずばりと診断しにくい慢性腰痛

腰痛が複雑な原因が絡むことから整形外科医でもなかなか腰痛患者さんの原因をずばりと診断できないことがあります。

腰痛で整形外科医を受診しても納得できなければ、もう一つの整形外科を受診してみてください。そこで原因がやはりはっきりしないものの大きな問題でないと言われれば、原因が分からなくても消炎鎮痛剤などをもらって、結果的に腰痛が少なくなればそれでよしとするのが得策です。

2、3人の医師が重症ではないと診断するなら、大きな問題がないと安心する方がよいと思います。この場合でも、レントゲン検査だけでなく、一度は腰椎のMRI検査を受けておいた方が安心できると思います。

完治はしないと前向きにあきらめる

「私の腰痛は完治しますか？」と質問する患者さんが時々います。完全主義を目指す方に多いのですが、とにかく何でも納得がいかないと得心できない。腰痛でも原因が絶対に知りたい、あるいは完治させたい、という方がいるのです。

しかし、世の中が完全に上手《うま》くいくことがないように、腰痛だって完全に原因が分かったり治ったりすることは必ずしも多くないことをなんとか理解していただきたいと思います。

実際に、急性の炎症や捻挫などは完治するケースがほとんどですが、慢性の腰痛の場合、年齢的な変形や疲労やいろいろな原因が絡んでいることが多く、完治することはむしろほとんどないと考えたほうがよいと思われます。

痛みをゼロにする、腰痛の原因を完全になくしたい、などと考えると、日々の生活が苦しくなります。生きている限り、体のどこかが日々痛むわけです。

内科的な病気である高血圧や糖尿病など、ほとんどの慢性疾患は完治はせず、たいていの場合、薬や注射でコントロールしているのです。それらの患者さんは、完治しないことを納得して生活しています。ですから、慢性腰痛も無理に完治を目指さず、死なないだけましだと前向きに完治をあきらめて、日常生活の中で、上手《じょうず》にコントロールできるように考え方を変えましょう。

痛くないときがあれば自信を持つ

私はゴルフが下手《へた》で、第一打のティーショットの時にいつも緊張します。足元に転がるだけのチョロをしたらどうしよう、池に打ち込んだらどうしようと、今までの失敗が頭に浮かびがちです。逆に、上手な人はナイスショットをイメージして打つ、と言います。

腰痛も同じだと思います。腰痛がないとき、あるいは少ないときがあれば、ぜひ自信を持ってください。なんだ、腰痛が軽くて楽な時があるじゃないか、と自分でほくそ笑んでください。痛くないことを不思議に思わず自信を持って楽しんでください。

時々、痛くない時を変に気にして悩む人がおられます。レントゲン写真で骨は綺麗ですよと説明すると、逆に「そんなはずはない」と不満に思う人もいるのです。

不思議なことです。レントゲン写真が綺麗であれば、素直に喜ぶのがよいと思います。

脳が痛みのエピソードを記憶する

慢性腰痛に痛みはつきものです。その痛みは、その原因がどこにあっても、最後には脳で感じています。痛みは57頁で説明したように、じつは体のどこかに異常があることを示してくれる、有益な警告サインでもあるのですが、あまり痛い痛いと思い悩み続けると、脳がそれを記憶してしまいます。

痛みはあっても、何か別のことで紛らわせて、痛みの記憶を少なくする、あるいは忘れることも大切です。

そのためには大いに笑ったり、時には泣いたり、あるいは面白い映画や小説に没頭したりするのが手っ取り早いと思います。

腰は車のエンジンに似ている

朝目覚めて、起きるときに全身、特に腰が固まっていて、動き始めに痛みを感じることはよくあることです。起きて動き出して痛みがなくなるなら、心配はほぼありません。

関節リウマチという病気でも朝のこわばりが特徴的で、手のこわばりが1時間ぐらい続くなら関節リウマチの可能性がありますが、腰だけならよくあることです。

車でも朝、最初にエンジンを始動したときに、いきなりアクセルを踏み込むとエンジンを傷めます。すこしアイドリングしてからエンジン回転数を上げないと、シリンダーが傷つきます。

体も同じことです。寝床で起きる前に背伸びしたり少し腰を左右にねじったりして夜間寝ている間に固まっている関節や筋肉をほぐしましょう。たとえ5秒でも効果があります。

腰は免震機能も担っている

長い時間、長い距離を歩いて腰痛をきたすことは、当たり前だと思います。起きているだけでも体重の約5分の3ある上半身を腰が支えなくてはなりません。ましてや、歩くことは体重50kgや60kgの重い物を移動させているのですから、かなりのエネルギーを使っています。

歩くときにはもちろん足が活躍しますが、腰は上半身の重みを支えながら揺れを吸収もしています。足からの振動が頭にひびかないようにバランスも取っています。いわば腰の筋肉や関節や椎間板が上半身と下半身のそれぞれの地震の揺れをつないで吸収している、つまり免震機能に似た役割を担っているのです。

それゆえ、長時間歩けば、腰にも負担がかかります。疲労や炎症が起こります。今までは何ともなかったのに、とよく患者さんがいわれますが、老眼だってある日眼科医に宣言されて初めて気づくのと同じで、徐々に若さが減っていても気づかず、あるときにそれを第三者に指摘されて、はっきりと認識する日が来るだけだと思います。

自分で勝手に診断するのは危険

この本も含めて、腰痛に関する書籍は数えきれないほどあります。インターネット上にも情報があふれており、断片的な情報であれば書籍よりもさらに簡単に得ることができます。

それらの情報を駆使して腰痛を勉強し理解し対策を練ることも可能でしょう。しかし、自分一人で自分の腰痛を判断することには、危険もともないます。

それゆえ、数日以上続く腰痛ならば、一度は整形外科を受診して診察してもらい、レントゲン写真を撮って、何か大きな異常がないか調べてもらいましょう。

2012年に日本整形外科学会が編集発行した「腰痛ガイドライン」では腰痛に対してすぐにレントゲン検査をする必要はないと書いていますが、それに対して、臨床の現場で腰痛診療に携わる整形外科医からは、かなり異論が唱えられました。

レントゲン検査をしても腰痛の原因が分からないことももちろんありますが、レントゲン写真で異常が分かることも多々あります。ガンなどの悪性の病気でないかなども含めて一度整形外科を受診してください。

また、「痛み止めはできるだけ飲まない方がよい」という文言もネット上をはじめ世間にあふれています。

私のクリニックでも、腰痛の患者さんに「痛み止めを飲みますか」と聞けば、かなり強い痛みを自覚している場合でも「痛み止めを飲みたくない」と答える方が時々います。

たしかに消炎鎮痛剤は、胃腸障害や腎機能低下などの副作用はあり得ます。しかし局所の炎症を抑え、痛みや腫《は》れを速やかに抑えてくれるすぐれた薬剤でもあります。薬はやはり薬であり、使い方を間違えなければ、毒薬ではありません。巷《ちまた》の情報をうのみにして、痛み止め（消炎鎮痛剤）を忌《い》み嫌わずに、医師の処方にしたがって、上手に服用して、腰痛を早く軽減してもらいたいと思っています。

骨粗鬆症への危惧の弱さは保険制度のせい？

高齢の腰痛患者には、骨粗鬆症《こつそしょうしょう》を併発している方が数多くいて、腰痛との関連で無視できない病気のひとつです。

骨がスカスカになって弱くなり、骨折を起こしやすくなる骨粗鬆症の患者は、日本国内で約1300万人以上もいると言われています。特に女性に多く、日本では高齢化が進むにつれて骨粗鬆症の患者さんも増えています。

しかし、器機による測定で骨粗鬆症の診断がついても、すでに内科でたくさん薬をもらって飲んでいるのでもうこれ以上薬を飲みたくない、歯の治療をしているので骨粗鬆症の薬を飲みたくない、と言われることがよくあります。

骨粗鬆症で一番怖いのは、骨折を起こしやすくなることです。特に太腿《ふともも》の付け根あたりに骨折を起こすと、手術をしないと寝たきりになり、たちまち肺炎を起こして命にかかわります。

大昔の話ですが、私の母方の祖父も、縁側から落ちて太腿の付け根に骨折を起こし、そのまま寝たきりになり、痰《たん》が肺にたまる肺炎で亡くなりました。一度その骨折を起こすと、骨折していない人より残りの寿命が半分程度に減るというデータもあります。

なにより骨折すると本人は痛いし、家族は介護で大変で、医療費もかかります。海外で大腿骨を骨折した場合、治療費が500万円以上かかる国も多いと思いますが、日本には世界でもまれに見る国民皆保険制度があるため、たとえ骨折して手術を受けても医療費はかなり安くて済みます。

皮肉なことに、日本人はその歴史上まれに見るすばらしい保険制度のために、逆に骨折に対する危惧《きぐ》が弱いのではないかと、私は感じています。

とにかく、骨粗鬆症と診断されたら、主治医の先生と相談して自分に合った飲み方の薬を使い、骨折を未然に防ぎましょう。

骨粗鬆症による圧迫骨折の痛みによく効く注射薬

高齢の女性で圧迫骨折が一つ以上あり、背中が丸くなっていて骨粗鬆症がある方で腰痛が強い場合に、レントゲン写真でも新しい骨折が見つかるわけでもないのに、治療してもなかなか痛みが取れないことがしばしばあります。

平成22年から23年にかけて、ＰＴＨというホルモンの注射薬（商品名テリボンとフォルテオ）が国内で2種類発売になりました。期間限定で注射するのですが、従来の骨粗鬆症薬が骨が溶けるのを防ぐタイプの薬剤だったのに対して、この注射薬は骨を新しく作るタイプの薬です。そしてこの注射を打ち出すと、大体1～2カ月後にはそれまであった頑固な腰痛がかなり楽になることが多くの患者さんで見られるのです。

これはレントゲン写真では分からないほどのミクロな小さな圧迫骨折が常々生じ、腰痛をきたしていたのが、これらの注射薬の効果で小さな骨折を予防でき、そのために今までの頑固な腰痛が軽減したのだと思われます。大変有用な薬剤ができたものだと、私自身が感心しています。

腰痛に絶対正しい姿勢や歩き方はない

背中を丸めて立ったり歩くのはたしかによくない姿勢です。しかし必ずしも絶対に正しい姿勢というのはありません。

頭は体重の10分の1くらいあって、重いために、頭の位置が体の前や後ろにあるとそれを支える背中や腰が疲れやすくなります。しかし年齢とともに背中も曲がってくるので、絶対に頭を体の中心にしなくてはならないと思っても無理なこともあります。腰痛の人ならなおさらだと思います。

まずは、天井から頭を吊っている感じで背筋をしゃんと伸ばすのがよい姿勢でしょう。ただ、それがうまく続かないからといって、悲観したりする必要はありません。

便利なコルセットも着けすぎは禁物

腰痛が強い場合や、仕事で重い物を持つ、あるいは介護の仕事などの場合はコルセットが有効です。コルセットを締めると、腰を固定するというより、腰回りを締めて上半身の体重を脊椎だけでなく、内臓でも支えてくれるという働きをしてくれます。コルセットを締めた瞬間に腰が楽になるのはこのためです。

腰痛の際に、腹筋を鍛えた方がよいという説明をよく聞きますが、これはそりすぎになりバランスがよくないのを、腹筋を鍛えて前側に締めることで、バランスのよい姿勢にするためもありますが、コルセットの代わりに腹筋で締めて、体重を内臓で支えるという意味もあります。このようにコルセットは有効ですが、あまりそれに頼ると腰回りの筋肉が頼りすぎて弱ってくるので、痛みが軽減すれば徐々に外す、仕事以外では外すように、オンオフを心がけましょう。

手術をした方がよいとき、しない方がよいとき

腰痛は原因が複雑で炎症・疲労・神経痛・血行不良・老化・不安定などの要因がいろい

ろ重なっています。それだけに、いくら慢性的に腰痛が激しいからといって、手術をすれば治るというものではありません。

椎間板ヘルニアが神経根を圧迫している、ぐらぐらなために痛む、などと原因がはっきりしている場合には手術が有効です。しかしヘルニアがあっても、原因が必ずしも椎間板ヘルニアだけに限らず、他の要素もある場合などには、手術をしない方がよいことが多いのです。テレビドラマなどで神の手といわれる手術の名医が出てきますが、ほとんどの手術はそれほど特別な超難関なものはなく、よほど不器用で雑な医師でなければまあまあできるものです。

大切なのは手術をすればよくなるか、ましになるかの適応の見極めです。手術をしても、足の神経麻痺や痛みは軽減したけれどもしびれや腰痛は残ることもしばしばあります。手術は完璧なものではなく、原因がはっきりして、しかも手術をしないよりした方が利益が多い場合にするべきです。

どのようなときに手術をした方がよいのか。それは、足の運動麻痺や、尿や便が出にくいなどの膀胱《ぼうこう》直腸障害があるときです。足の運動麻痺は、手術しないでも治ることもありますが、治らないこともあるので、やはり手術をする方がよいでしょう。

原因がはっきりしないときは手術をしない

私の場合も、足の痛みやしびれは手術せずに我慢してきましたが、筋力の麻痺が生じてすぐに手術を決心しました。また足の運動麻痺などがなくても、痛みが強すぎて生活や仕事に不便が生じる場合、痛みの原因がはっきりしていれば手術をすることがあります。

逆に、原因がはっきりしない、あるいはこれが原因だと思われるが確証がないときには手術は避けるべきです。手術をすれば、組織に傷痕《きずあと》をつくり、神経などが癒着《ゆちゃく》する副作用もあります。

とりあえずヘルニアを切ってみる、といった手術はせず、もっと保存的な治療を頑張るべきです。手術は夢の方法ではありません。

手術の上手な整形外科医は主治医に聞く

手術を受けるのにわざわざ下手な整形外科医を選ぶ人はないでしょうが、手術の上手な整形外科医を探すのもなかなか困難なことです。有名な医師が必ずしも手術が上手だとは限りません。学問的名声の高さと手術の腕は往々にして異なります。中には学問にも手術にもすぐれた整形外科医もいますが、必ずしもそのような文武両道にすぐれた医師ばかりではありません。

患者さんの口コミは外来診療レベルではとても有効な手段ですが、手術は、実際のところはなかなか患者さんには見えてこないので、医師仲間の口コミの方がはるかに的を射ていると思います。

また、このようなことを書くと医師仲間から叱《しか》られるかもしれませんが、上手な医師の周りには上手な医師が集まっていると思います。自分のかかりつけで信用できる上手な医師がいれば、その医師が何科の医師であるかに限らず、きっとその医師には上手な整形外科の友人・知人がいるか、情報を持っているはずです。

ゆえに、主治医の先生に相談して、その主治医が信頼する整形外科医に手術を受けるのが一番近道だと思います。自分の信頼できる医師に手術の上手な医師を紹介してもらいましょう。

手術でも多少の鈍痛は残る

手術では、内視鏡による手術を除いて、必ず筋肉や骨を多少なりとも切ったり削ったりします。昨今は、内視鏡による手術がいろいろな診療科で大流行ですが、内視鏡で手術をするとたしかに皮膚や筋肉の損傷は少ないものの、狭い視野で操作するので、よいことばかりではありません。

どんなに画期的ですばらしいものにも、必ずデメリットがあるということは真実です。いずれにしても手術をすれば、どこかの組織を切ったり削ったりするので、術後にその痛みは残ります。そのようなものだと納得して、必要があれば消炎鎮痛剤などを使えばよいのです。

手術半分、リハビリ半分

手術が終わって、患者さんもまた執刀医もそれで安心してしまうことがあります。しかし整形外科の病気は運動器の病気なので、ほとんどの場合、手術後に関節や筋肉をほぐしつつ動かすリハビリが必要になります。

私がまだ若くて、腕を磨くために手術をしたくてしたくてたまらなかった頃、上司が「手術半分、リハビリ半分」と術後のリハビリをしてはじめて、手術が完成するのだと教えられたものでした。

手術後は、一定の安静の後、医師や理学療法士の指導の下に、徐々にそして確実にリハビリをしてください。手術後のリハビリはとても大切です。

手術後も体操や姿勢の注意は続ける

手術が終わってからのリハビリが大切だと説明しましたが、手術で完全に若いときのように体が戻ったわけではありません。そのため、手術前と同様、引き続き腰痛の注意や体のケアを行いましょう。

足のしびれが術後も残っていれば、ビタミンB12を飲み続ける方が得です。術後でも腰痛はあり得るので、普段から腰をほぐすような体操をして、痛みが強いときは薬も使えばよいのです。

私も手術後はそのようにケアをしつつ、仕事も生活もゴルフも普通にしています。

一方、手術の後で生活や仕事をかなり自主的に制限する人もいます。

病気の種類、手術の方法・結果などにもよりますが、主治医が普通に生活してもよい、といってくれたら、積極的に仕事も生活も元に戻しましょう。

たしかに無理だけは絶対に禁物です。ゴルフも軽くスウィングするようにした方がよいのですが、あまり自分の生活を制限してしまうと、人生寂しくなります。無理をしない範囲で、どんどん積極的に行動するようにしましょう。

術後の安静期間やコルセットの着用指示はきっちり守る

私の手術は5番目の腰椎と仙骨の間で狭くなった部位を広げ、取った骨と人工骨を椎体《ついたい》の間に詰めて、金属で固定するという方法でした。

金属での固定は一時的なもので、埋めた自分の骨や人工骨を、上下の椎体としっかりくっつけるための補助手段です。しかし、移植した骨がかなり強固に上下の椎体とくっつくまでには一つの目安として、6カ月~1年以上はかかります。

そのため、私の場合は執刀医と相談して、術後に硬性コルセットを5カ月間着けて生活しました。深く前に腰を曲げると、移植した骨が前に飛び出したり動いたりする危険性があるとのことで、狭い風呂で体を曲げての入浴は危険だと言われ、6カ月間は湯船に入らずシャワーだけでした。そして寝るとき以外は硬性コルセットを着けて仕事も生活もしていました。6カ月目には硬性コルセットを外し、1カ月だけ軟性コルセットで過ごし、その後はコルセットなしで生活しています。

時々、術後のコルセットを執刀医の指導通りに着けない人がいますが、治療のために必要だから指示しているわけですので、きちんと指示を守りましょう。

また、手術後に少しずつ腰を体操して動かしましょうと医師が指導しても、怖くてあまり動かそうとしない人もいます。逆にやり過ぎる人もいて、なかなか加減が難しいといつも感じます。

どの程度動かしてよいのか、具体的に医師が説明できないこともありますが、まずは医師や理学療法士によく聞いて、してもよいこと、あるいはした方がよいことは、徐々に、しかし確実に、やりすぎないようにして実行しましょう。

「復帰すること」がリハビリの意味です。

じっとしすぎないのが一番の再発予防

手術が終わって、痛みやしびれや麻痺が軽くなり、ほっとするのは仕方のないことです。しかし、腰痛は、その後また再発するものです。手術した部分は治っても、他の部分で腰痛をきたすことは十分あり得ることなのです。

次の腰痛を予防するためにも、いつでもどこでも簡単なストレッチ体操をして生活しましょう。

この章でも述べましたが、同じ姿勢や動作を続けると、使っている関節や筋肉が疲労して炎症を起こします。場合によっては傷害をきたすこともあります。

同じ姿勢や動作を続けなくてはならない仕事の場合は、1〜2時間に1度は一時休止し、背伸びやストレッチで全身と腰をほぐしてください。

第7章

慢性腰痛
──ストレスやウツなどの心因性の要素が多いとき

幻の痛みを感じる脳

平成27年7月12日に放映されたNHKスペシャル〈腰痛・治療革命─見えてきた痛みのメカニズム─〉をご覧になられた方も多いと思います。腰痛の患者さんであればなおさら注目したことでしょう。

厚労省によれば、国内には2800万人もの腰痛患者がおり、その約半数以上が慢性腰痛といわれています。

NHKの番組では、このような慢性腰痛の患者さんの痛みの原因は、腰痛に対する不安や恐怖により、脳に存在する体の痛みを感じないようにしてくれる部位の働きが低下して、脳で腰痛を感じているという説明でした。腰の炎症などが治まっても、脳が幻の痛みを感じてしまっている、という状態です。

これに対して、脳のリハビリ、すなわち痛みに対する恐怖をカウンセリングや運動療法によって減らすことにより、腰痛を改善できるとのことでした。認知行動療法という、痛みに対する正しい知識と、自分が思いこみすぎていることの修正、そして今ある痛みを受け入れ、少しずつ体操やストレッチで痛みを克服していく、心理学的な療法です。

昔から知られてはいた脳の過剰反応

整形外科の世界では、ずいぶん以前から、腰痛などの痛みに脳が過剰に反応していることは分かっていました。精神的なストレスや恐怖が痛みを悪化させることは、さらに以前から医学の世界でも研究され治療に実践もされています。

番組の中のすべての内容が整形外科医に納得できるものではありませんし、慢性腰痛の半数以上が原因不明で、脳の問題だけが原因とも思いません。しかしNHKスペシャルという国民的番組で慢性腰痛の原因のひとつに脳の問題、幻の痛みを感じていることがある、という事実を一般の人に説明してくれたのはよかったと思っています。

私の腰痛の歴史でも、30年来の腰痛が続いていました。しかし、私の腰痛は脳の問題ではなく、椎間関節炎《ついかん》⇒椎間板《ついかんばん》ヘルニア⇒坐骨《ざこつ》神経痛⇒すべり症⇒腰部《ようぶ》脊柱管狭窄症《せきちゅうかんきょうさくしょう》・不安定性脊椎《せきつい》⇒足の麻痺《まひ》、というように、そのときどきでの自分の腰痛や足の痛みの原因を診断していました。私のように、慢性腰痛でも原因がはっきりすることもよくあります。はっきりとした原因があれば、その病気に応じた治療を続ければよいのです。医師にレントゲン検査でもMRI検査でも特に異常がない、と言われたときに初めて、脳の問題を考えればよいと思います。

脳の「思いこみ」をリセットする

急性腰痛症、いわゆるぎっくり腰を一度経験すると、またその強くてつらい痛みが生じないか恐怖とともに脳に記憶されることは誰でも想像できると思います。

手足や目や耳、歯ならば、左右にあるためにどちらかがひどく痛んでも、なんとかもう一方で生活が出来ます。しかし腰は体の真ん中に一つしか無いために、激痛をきたせばたちまち生活が困難に陥《おちい》ります。仕事もままならず、休業して家で寝込んで安静にしていても、少し動けばまた激痛が生じて、痛みと恐怖で暗くなることもあるでしょう。そのような痛みと恐怖の記憶をリセットする必要があります。

夏樹静子さんの著書『椅子がこわい』によると、絶食療法と作家の自分に葬式を出すという方法で、3年にわたるひどい慢性腰痛から解放されたそうです。戸澤洋二著の『腰痛は脳の勘違いだった』(風雲舎)は慢性腰痛の名著だと思いますが、筆者は長年腰痛に苦しみ、いろいろな診療科に受診したり鍼《はり》などの東洋医療を頼っても治らず、あるとき医師から精神的な病気があるかもしれないといわれたそうです。、しかし、エンジニアである著者は、冷静に考えてみて、どうしても精神的な病気ではないと、結論づけていました。

そしてあるとき、ブロック注射を受けながら、自分の好きなラジコン飛行機を毎日飛ばすことにより、痛みを忘れている時間を徐々に増やし、結果腰痛を克服しています。

なにか自分の好きなことに夢中になり、脳をリセットすることが大切なのです。

腰痛を忘れる時を作り、その時間を増やしていく、井戸端会議も主婦にとってはいろいろなストレスを発散して吹き飛ばしているのだと思います。戸澤氏の場合も夏樹さんの場合も精神的な病気が原因ではなく、脳の思いこみが腰痛の原因だったようです。「腰痛」にとらわれすぎて腰痛を感じていたのでしょう。

自分はストレスもウツも関係なく精神的に元気と思っても、実はまじめな性格でこだわりが強いなどの腰痛とかたくなに対面している可能性あります。通常、まじめな人ほどこの脳の勘違い、思いこみに陥りやすいようです。

自分はストレスやウツなどの精神疾患がないのに、レントゲン写真やMRI検査で整形外科医に問題がないと言われ、けれども慢性腰痛で悩まれる方は、一度戸澤氏の著書を手に取ってみることをお薦めします。思いこみは、医師から言われるよりも、自ら気がつかないとなかなか治らないように思います。

素直な人は治りやすい

まじめな人ほど思いこみで腰痛になりやすいといっても、実直で素直な人は逆に治りやすいのです。医師の説明を丸呑みするのではなく、理解して納得してもらえれば、多くの患者さんが腰痛に限らず、痛みが軽減します。

説明だけでも安心して痛みが減ることは、私も多数の患者さんからのフィードバックで実感しています。医師の言うことをうのみにする必要はまったくありませんが、理解して、納得できる部分は素直に納得してそのアドバイスに従いましょう。

大きな問題がないから体操をしましょう、といわれれば、毎日1分ずつでも1日3回くらい腰の体操をすればよいのです。私が腰椎の手術を受けてから4年が経ちますが、この間、腰痛をきたしたことは何回もあります。足のしびれも少しは感じます。しかし、毎日患者さんへの腰痛の体操を指導しながら自らも体操できているのでたいした問題もなく生活と仕事とゴルフができているのだと思います。

頑固な人は治りにくい

反対に頑固な人は、腰痛が治りにくいのです。先ほどの戸澤氏のようにまじめな性格で頑固（失礼かも！）であれば、思いこみしやすくて脳が勘違いしやすいのだと思います。頭を柔軟にしましょう、といわれても、何十年もの性格をすぐに変えることはできないのが人間です。しかし、腰椎に大きな問題がないと医師に説明を受けたら、できるだけ素直に、大きな問題がないのでよかった、とポジティブに考えるようにしましょう。痛いのにレントゲン写真でも異常なく、大きな問題がないとはヘンだと思わないようにしてください。

そして、整形外科医にレントゲン写真で骨は綺麗です、と言われたら素直に喜びましょう。よいところはよいと素直に喜び、悪いところは悪いと粛々《しゅくしゅく》と治療を開始し、継続すればよいのです。

　また、好きな音楽を聴いていたり、映画に夢中になっている間は腰痛を忘れる場合は、たいしたことがない腰痛だと素直に思ってください。強い腰痛なら何をしていても痛みとして感じるものです。そして、痛みは相対的なものなので、できるだけ楽しいことをしてストレスを感じないように生活しましょう。

整形外科と心療内科のリエゾン療法

　ストレスやウツ病などの精神疾患あると、腰痛が悪化することが分かっています。その場合は、専門家である心療内科あるいは精神科を受診して、薬などを含めて適切な治療を受けましょう。

　整形外科と心療内科が共同して、ストレスやウツの絡む腰痛を治療するのをリエゾン療法ともいいます。

　しかし、両方の科がタイアップして腰痛の治療をすることは容易ではなく、日本では福島県立医科大学など、その治療を行っているところはまだまだ少ないのが現状です。しかし、我々整形外科医も今後、地域の心療内科医と連携してこのような腰痛の患者さんを診療していく必要があると思います。

近々、ウツ病に使われていた薬が、痛みを抑える慢性腰痛の薬として発売されることも分かっており、新たな治療法として注目しています。

できないことでくよくよするな

認知行動療法の一つに、できないことをくよくよせず、できることから始めるという方法があります。腰痛の治療も同じで、これもあれもできないと思わずに、今できることを始めてみましょう。それを少しずつ広げていくのです。

なかにはできないままのこともありますが、それはそれで納得していさぎよくあきらめることも必要です。歳を取れば、走れなくなることも仕方のないことです。走れなくても歩ければよいのです。今まで10㎞走れたのに今は5㎞しか走れないのも納得すべきです。それでよい、5㎞も走れたのだからいいじゃないか、と思うようにしましょう。

大きなストレスを少しずつ減らしていく

なかなか実行は困難な場合も多いのですが、ストレスや悩みの原因があれば、一つでも原因を減らせば楽になります。仕事の悩み、収入の減少、借金の返済、人間関係の悩み、家庭での不和など、何らかのストレスや悩みを抱えてない人はいないと思います。また、調子が悪いときは、嫌なことが重なって続くものです。

それらのストレスが、腰痛に悪影響を与えることも少なくありません。そのあたりは専門家にも相談しながら、ほんの少しずつでもよい方向に向かえるようにしていくことが大切です。誰にでも悩みやストレスはあるものです。だからこそ、宗教も哲学も人生指南書もあるのだと思います。

第8章 神経痛がある場合の診断と治療と考え方

腰痛と神経痛を分けて考える理由

腰椎《ようつい》椎間板《ついかんばん》ヘルニアや腰部《ようぶ》脊柱管狭窄症《せきちゅうかんきょうさくしょう》、すべり症などで、両方あるいは片方の足のしびれや痛みや麻痺《まひ》を生じることはしばしばあります。

腰が原因の坐骨《ざこつ》神経痛の患者さんを大勢診てきた経験と、自分自身が腰痛も足の神経痛も経験してきた経験から、腰痛と神経痛を分けて、診断と治療をした方が治りやすいと思うようになりました。

もちろん腰痛の原因が神経の傷害であることもあります。

しかし、腰痛の原因は筋肉性、椎間板性、椎間関節性など動く部分の傷害であることがほとんどです。

この場合はむしろ動かして、体操やストレッチをすることが大切です。安静にしすぎると固くなって、次に動くときに強い痛みを起こしがちです。この場合の薬剤ならば、局所の炎症を抑え、ひいては痛みも抑えるロキソニンやボルタレンなどのいわゆる消炎鎮痛剤や湿布や坐薬が有効です。

これに対して、神経痛は少し異なります。腰痛と同時に起こることが多いのですが、足の神経痛だけがあって、腰痛のない場合もしばしばあります。

神経痛は圧迫だけでは生じないこともある

圧迫などの原因がない内科的な神経痛もいろいろありますが、整形外科では主に、神経が何らかの原因で圧迫されたり、こすれたり、引っ張られたりして、神経痛や神経麻痺が起こる症状を扱います。

神経痛は痛みが主な症状ですが、その他に冷たい、熱い、水が流れている感じがする、膜をへだてたようで分厚い、砂を踏んでいる感じがする、といったように、いろいろな症状の表現があります。痛みがさらに進行すると、運動麻痺が生じてきます。

ところが実際には、神経痛はヘルニアなどの圧迫だけでは必ずしもすぐには生じないのです。神経の圧迫や狭窄はたしかに一番の原因ですが、神経は徐々に圧迫された時は案外丈夫に出来ているのです。ある程度までの圧迫ならば、症状は出ないことが多いのです。

炎症をしずめれば痛みは消える

しかし、ある限界を超えると、たとえば口内炎や靴ずれでひりひりするような炎症が神経に生じます。圧迫を手術で取りのぞくことはできますが、手術は最後の手段です。その前に、炎症さえしずめることができれば、神経にはたとえ圧迫がまだ残っていても、以前と同じように元気になるのです。

口内炎も治まれば歯が頬の内側に当たっても痛くありません。靴ずれも治まれば靴が当たっても痛くありません。神経も炎症が治まればまた元気になり痛みがなくなります。そしてその炎症を抑えるためには、消炎鎮痛剤などを適宜《てきぎ》用います。

しかし、中高年以上になると、神経痛も単に炎症だけでなく、さらに神経の循環障害つまり血行障害が絡んできます。

みのもんたさんが手術を受けた腰部脊柱管狭窄症は、脊椎《せきつい》の中を走る神経の通り道が狭くなり、炎症と同時に神経の栄養血管が狭窄され、神経の血液の流れが悪くなり、足の痛みやしびれや歩行障害が出てくるのです。それが中高年以上の神経痛に対して、消炎鎮痛剤が効きにくいひとつの理由です。

坐骨神経痛の症状と治療

坐骨神経は腰椎、仙椎から出る神経根が数本集まってできる太い神経です。この神経に痛みが生じる病気には、脊椎の中で神経を上下に通している部分である脊柱管の中か、そのすぐそばに原因がある「根性《こんせい》坐骨神経痛」と、おしりの筋肉などに原因がある「坐骨神経痛」の二種類があります。

日常で使う、坐骨神経痛は、「根性坐骨神経痛」のことなのですが、その原因は腰椎椎間板ヘルニアや分離症やすべり症などいろいろあります。

両側の場合も左右片側の場合もあり、多くは神経が何らかの原因で圧迫され、炎症を生じて痛みやしびれや麻痺《まひ》を起こします。

治療は原因を取り除くことが原則ですが、必ずしも原因を除かなくても神経の炎症が軽減すれば症状がなくなることも多いのです。

治療には、炎症のある神経の過度の安静と消炎鎮痛剤の使用、痛みが強いときは硬膜外ブロックなども行います。

とにかく、神経の炎症が治まれば痛みやしびれなどが軽減することが多いのです。神経はゆっくり生じる圧迫に対してはかなり強いものです。

動かずに痛むときは神経痛の可能性が大

関節痛や筋肉痛は普通は動かしたときに痛みを感じます。じっとしていれば痛みがましなことがほとんどです。これに対して神経痛は体の動きで痛くなることもありますが、普通はじっと安静にしている方がじんじん、しくしく、ぴりぴりと痛みやしびれを感じます。

首からくる上半身の神経障害や腰からの坐骨神経痛は、首や腰をそらすとたいてい痛みやしびれをきたすので、動いて痛いのだと思うかもしれません。しかしこれは、首や腰から神経根がでる部位が首や腰をそらすことで狭くなって神経を圧迫するための痛みです。神経そのものが動いて痛いのとは異なります。

また、腰痛と下半身の坐骨神経痛はセットで現れることが多いのですが、下半身の痛みのない腰痛だけの坐骨神経痛や、腰痛のない坐骨神経痛が時々あります。腰痛と坐骨神経痛が生じる下肢痛が必ずしも同時に起こらないことがあるため、腰痛の診断と治療が難しくなってしまうケースです。整形外科医でもその症状で診断が正確につかないことがあり、治療が的を外れてしまい、治らないことがあるのです。

ヘルニアによらない坐骨神経痛の場合

脊椎の中心を通る脊柱管から枝分かれした直後の神経の枝を神経根といいます。それが集まってできた太い坐骨神経が、おしりあたりで何かの原因で神経痛を起こすことがあります。ヘルニアなどによって脊柱管内で起こる神経痛を医学的には根性坐骨神経痛と呼ぶのに対して、この場合を単に「坐骨神経痛」と区別することがあるのは先に書いた通りです。

腰椎が原因でない、おしりから太ももあたりで坐骨神経が筋肉や圧迫で神経痛を生じる「梨状筋症候群《りじょうきんしょうこうぐん》」と呼ぶ病気があります。これはおしりの梨状筋が股関節のひねりでつっぱり、その部位を通る坐骨神経をはさんで圧迫するために起こる神経痛です。

腰椎が原因でない坐骨神経痛は案外多いといわれていますが、必ずしもおしりの梨状筋で坐骨神経がはさまれて神経痛が起きるだけではなく、たとえば私は本をトイレで読むことが多く、長時間座っていると、神経が便座と大腿骨《だいたいこつ》にはさまれて、しばしば足がしびれます。これも腰を出てからの坐骨神経痛なのです。

治療としては、筋肉の緊張を取るように軽いストレッチを行い、消炎鎮痛剤、ビタミンB12、後に説明するリリカの服用、局所へのブロック注射などが行われます。どうしても症状が軽くならないときは、梨状筋を切り離すこともあります。診断の難しい神経痛です。

ステロイドの使用は医師の裁量

この章の始めにも説明しましたが、神経痛は圧迫だけが原因で症状が出るわけではありません。

神経は徐々に圧迫されても案外強いものですが、神経に炎症を生じると神経痛やしびれや運動麻痺を起こすようになります。

この場合は神経の炎症を抑えるためにいわゆる消炎鎮痛剤を用いた方が早く炎症が治まります。ロキソニンやボルタレンなどはたしかに胃腸障害や高齢者の方の腎機能低下を生じる副作用もあり得ますが、薬というのは副作用より益のある効果がはるかに高いからこそ薬なのです。神経の炎症の原因がそのまま減らなくても炎症さえ引けば神経痛が治まることが多いのです。

炎症が強い場合はさらに副腎ステロイドホルモンを短期間使用することもあります。ステロイドホルモンは元々体に存在するホルモンで体にはなくてはならないホルモンです。そのホルモンを合成したものが薬としてのステロイドホルモンですが、あらゆる薬の中で、最も効能が多岐にわたるすばらしい薬です。炎症を抑える働きも、非ステロイド系消炎鎮痛剤（ロキソニンやボルタレン）などよりはるかに効果が強いです。

しかし、長期に使用するとさまざまな副作用が出るために、短期間あるいは徐々に減らして用いる必要があります。ステロイドの使用は医師の裁量になると思います。

神経痛には神経痛の薬を上手に使う

神経痛には、ビタミンB12も有効です。この薬は、強い効果を持ってはおらず、あくまでもビタミンであり、しかも尿に溶け出すので過剰になることもない安全な薬です。貧血の治療にも使われますが、神経を元気にする作用もあり、神経痛に対して飲んで損のないビタミンだと思います。

最近、興奮性神経伝達物質の過剰放出を抑制する「リリカ」という薬が発売されました。簡単にいえば、過剰な末梢神経の痛みを少なくする薬ともいえます。胃の負担はほとんどないので、神経痛の患者さんには大変効果的な薬として最近使われることがどんどん増えています。いきなり量を多めに飲むと、ふらついたり眠くなるので、少しずつ飲む量を増やしていけば慣れてきます。私の印象では、患者さんによって異なりますが、リリカの服用量がある一定の量を超えると急に神経痛が少なくなるという印象です。薬の効果の閾値《いきち》(ある一線を越えると効果がでる、なくなる)があるというイメージです。ただし、リリカが効きすぎて、足の運動麻痺を見逃すことがあり得るので、医師のチェックを受けながら飲んで下さい。体重が増えるという副作用は、はっきりとした仕組みが分かっていなくて、少しなら気にしなくてよいと思われますが、足がむくむ時には医師と相談して薬を減らすか中止するかしましょう。

さらに神経の血行が悪い場合には血管を広げる働きの薬を飲むとよいでしょう。

また、神経痛には硬膜外ブロックや神経根ブロックと呼ばれる注射による治療法があります。局所麻酔薬にステロイドホルモンを少量混ぜて使うことが多いのですが、神経の炎症を抑え、血流を改善し、症状を軽減してくれます。一回で効果が少なくても5〜6回ブロックをすれば、かなり効果的です。ただし、感染やショックなどには十分注意してブロックを行う必要があります。

しびれには慣れるのがよい

神経痛に、しびれはつきものです。しびれは痛みと違ってなかなかゼロにはなりません。そのため、ある程度慣れることが必要です。

正座を長くした後の足のびりびりしたような感覚、抜歯《ばっし》の時の局所麻酔で歯ぐきが腫れて感覚がないような感じなど、しびれは人により感じ方はさまざまだと思います。

多くの場合は神経痛のひとつの症状であることが多いのですが、血行障害や全身性の糖尿病などによっても起こります。

治療は、まずはしびれの原因になっている元の病気を治療することですが、しびれそのものを治す薬剤はほとんどなくてリリカぐらいしかありません。そのため、原因がはっきりしない場合や大きな問題がない時は、しびれに慣れることも必要になるのです。

神経痛と手術

かなりの痛みのある神経痛でも、手術しないで頑張ればいつかは症状が治まることがほとんどです。また、痛みだけでは手術は普通しません。よほど我慢ができなくて日常生活や仕事に支障が出る場合は、痛みだけでも手術をすることはありますが、基本はしません。

しかし、私の腰痛の場合のように、足の筋力が低下するような運動麻痺（これに対して痛みやしびれは感覚麻痺・知覚麻痺といいます）や膀胱《ぼうこう》直腸障害と呼ばれる排尿や排便あるいは性機能の低下をきたした場合は速やかに手術を受ける方が得策です。

運動麻痺でも手術を受けずに薬などの保存的療法で回復することはあります。しかし回復しないことの方がやや多いため、また手術なしで回復する場合でも数年もかかることから、これらの場合には早めに手術を受けた方がよいと思います。私も足の運動麻痺に気づいたので、ただちに手術を受けることを決断しました。

手術は誰しも怖いものです。そして結果のすべてがバラ色でもありません。しかし手術をした方がよいときには決断も大切です。一般の方にはなかなかその判断ができません。その判断とタイミングを教えてくれるのが主治医である整形外科医です。よくご相談ください。

手術してもしびれは多少残るもの

私は手術後に足の運動麻痺は完全に回復しました。立っていると腰から下半身が耐えられなくなるほど重だるくなる症状もほぼ消えました。

しかし、両足のしびれは気がつけば残っています。患者さんにしびれの説明をするときに、そういえば自分の足にもしびれが残っているな、と気づく程度です。手術をするのは運動麻痺や膀胱直腸障害、耐えがたい痛みを軽減するためですが、足のしびれはある程度残ることがしばしばあります。思い出せばしびれている、という程度のしびれは手術を受けても残るものと納得してください。

おわりに

私の友人、知人の整形外科医で腰椎《ようつい》の手術を受けた人は、ざっと数えただけでも7人います。そのなかには、2回目の手術を受けたつわものも2人います。そして彼らは、今も元気に、仕事もスポーツも続けています。

また、手術を受けるまでもないけれど、腰痛のある整形外科医が、そのことで強く悩んでいるのをほとんど見たことがありません。

しかし、世の中には腰痛患者さんがたくさんおられ、日々の診療でも腰痛で受診される患者さんが大勢います。そして多くの腰痛患者さんが不安な顔をされています。

この違いの最大の理由は、専門家とそうでない方では、腰痛に対する考え方や対応が大きく違うからではないでしょうか。なぜなら私も、専門外の病気には不安や心配を必要以上にすることがよくあるからです。

数カ月前には、朝起きて目の調子が悪く、緑内障ではないかなどと不安に思い、同じクリニックモールの眼科医に朝一番に診《み》てもらいました。眼科医には、「寝ている間に涙が少なくて角膜に傷が入っているだけです。点眼薬ですぐに治るでしょう」と、普通にいわれて、内心ほっとしたこともあります。

医師でさえそうなのですから、一般の方の病気に対する心配はもっと大きいのだと思います。

中でも腰痛は、日常生活においてとても重要でありながら、手足のように左右二つない部位の痛みであることから、実際の症状の程度に比べ、不安や心配がひときわ大きい病気なのだと感じます。

しかし、腰痛はたしかに奥深い病気だとは思いますが、ガンでなければ怖い病気ではありません。

この本を読まれた方が、思いこみから解放され、少しでも腰痛に対する不安や心配が軽くなり、より元気に生活や仕事やスポーツができるようにと、心より願っています。

✣ 参考文献 ✣

井尻慎一郎『曲がる腰にもワケがある』創元社、2011年
井尻慎一郎『痛いところから分かる骨・関節・神経の逆引診断事典』創元社、2014年
井尻慎一郎「腰痛に対するジクロフェナクナトリウムテープ製剤（ボルタレンテープ）投与後早期（1,2,3日）での臨床効果」『医学と薬学』56巻4号、自然科学社、2006年
菊地臣一『腰痛をめぐる常識の嘘』金原出版、1994年
菊地臣一『続・腰痛をめぐる常識のウソ』金原出版、1998年
菊地臣一『腰痛のナゼとナゾ』メディカルトリビューン、2011年
紺野愼一『腰痛診療ガイド』日本医事新報社、2012年
紺野愼一『あなたの腰痛が治りにくい本当の理由』すばる舎、2012年
白土修『1日5分の「腰みがき体操」で腰痛をすっきり改善！』SBクリエイティブ、2014年
中央労働災害防止協会編『健康おもしろブック――引くに引けない 腰痛のはなし』中央労働災害防止協会、2001年
中央労働災害防止協会編『腰痛を防ごう』中央労働災害防止協会、2008年
中央労働災害防止協会編『腰痛を防ごう！――改訂「職場における腰痛予防対策指針のポイント」』中央労働災害防止協会、2013年
中央労働災害防止協会編『こうして防ぐ！ 介護作業の腰痛・転倒』中央労働災害防止協会、2015年
中央労働災害防止協会編『腰にきくいいはなし――腰痛は温めて防ぐ』中央労働災害防止協会、2015年
戸澤洋二『腰痛は脳の勘違いだった』風雲舎、2007年
夏樹静子『腰痛放浪記　椅子がこわい』新潮文庫、2003年
西良浩一・室伏由佳『腰痛完治の最短プロセス』角川書店、2014年
日本整形外科学会編『整形外科学用語集（第7版）』南江堂、2011年
日本整形外科学会・日本腰痛学会監修／日本整形外科学会診療ガイドライン委員会腰痛診療ガイドライン策定委員会編『腰痛診療ガイドライン2012』南江堂、2012年
日本整形外科学会運動器疼痛対策委員会編『運動器慢性痛診療の手引き』南光堂、2013年
松野丈夫・中村利孝総編集『標準整形外科学（第12版）』医学書院、2014年
米延策雄・菊地臣一編集『非特異的腰痛のプライマリ・ケア』三輪書店、2009年

著者略歴

井尻慎一郎（いじり・しんいちろう）

井尻整形外科院長。医学博士。1957年神戸市生まれ。1982年大阪医科大学卒業。同大学一般・消化器外科入局、同研修医を経て、1984年京都大学医学部整形外科入局、京都大学附属病院、愛媛県立中央病院、兵庫県立塚口病院、公立高島総合病院を経て、1990年京都大学大学院医学研究科博士課程入学、1994年同修了。1994年神戸市立医療センター中央市民病院整形外科副医長、1996年同病院医長、1998年同病院全体の医局長、2000年神戸市垂水区で井尻整形外科を開業。

日本整形外科学会専門医、日本整形外科学会スポーツ医認定医、日本リウマチ学会専門医、日本リウマチ財団登録医、兵庫県整形外科医会理事、神戸市立医療センター中央市民病院OB会幹事、六甲高校医師OB会会長。

著書に『曲がる腰にもワケがある──整形外科医が教える、首・腰・関節のなるほど話』、『痛いところから分かる骨・関節・神経の逆引診断事典』（共に創元社）があるほか、論文、講演、テレビ出演など多数。

腰痛《ようつう》はガンでなければ怖《こわ》くない

2015年12月20日　第1版第1刷　発行

著者　井尻慎一郎
発行者　矢部敬一
発行所　株式会社 創元社
http://www.sogensha.co.jp/
本社　〒541-0047 大阪市中央区淡路町4-3-6
Tel.06-6231-9010　Fax.06-6233-3111
東京支店　〒162-0825 東京都新宿区神楽坂4-3 煉瓦塔ビル
Tel.03-3269-1051
印刷所　図書印刷株式会社

ISBN978-4-422-41089-0　C0047